Melanie Schöne

Dunja Herrmann

*Doula-Wissen rund um die Geburt*

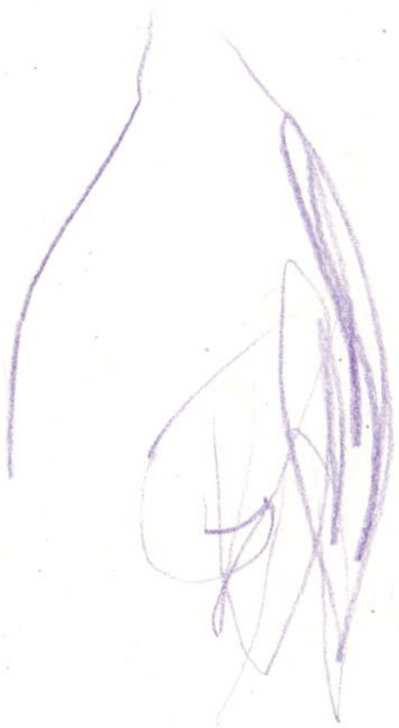

*Melanie Schöne*
*Dunja Herrmann*

# Doula-Wissen rund um die Geburt

arbor
Arbor Verlag
Freiburg im Breisgau

1. Auflage 2011

Titelabbildung: © 2011 Sylvia Bechle/photocase.com
Lektorat: Lothar Scholl-Röse
Gestaltung Buchcover: Anke Brodersen
Gestaltung Buchinnenseiten: Susanne Jäger
Druck und Bindung: Kösel, Krugzell

Dieses Buch wurde auf 100 % Altpapier gedruckt und ist alterungsbeständig.
Weitere Informationen über unser Umweltengagement
finden Sie unter www.arbor-verlag.de/umwelt.

**www.arbor-verlag.de**

ISBN 978-3-86781-049-4

# Inhalt

# Vorwort

Immer schon haben Frauen andere Frauen während der Geburt unterstützt. Neben den qualifizierten Hebammen und später den Ärzten, die für die eigentliche Geburt zuständig waren, waren immer auch unterstützende Frauen anwesend. Diese Frauen waren oft die Mütter der Mutter, andere weibliche Verwandte oder Freundinnen, die viel Erfahrung mit Geburt hatten. Sie ermutigten die Gebärende, munterten sie auf, segneten sie und boten ihr körperliche Unterstützung und Beruhigungstechniken an, um die Schmerzen zu lindern, und gaben auch praktische Hilfestellung.

In vielen modernen Krankenhäusern wurde diese Art von Unterstützung abgeschafft. Dennoch wird diese Hilfe von gebärenden Frauen nach wie vor dringend gewünscht.

Melanie Schönes Buch *Doula-Wissen rund um die Geburt* bietet Frauen und ihren Partnern tief greifende Informationen zu mehr Selbstbestimmtheit und Vertrauen in die natürliche Geburt. Es beschreibt die Unterstützung durch eine Doula, die die Autonomie, die persönlichen Entscheidungen und die Bedürfnisse der Frau respektiert.

Wir sind uns alle einig, dass es wichtig ist, dass eine Geburt sicher ist und Mutter und Baby gesund sind; es ist jedoch ebenso wichtig, dass eine Geburt nicht zum Trauma wird und frei von Stress ist, damit sie zu einer Erfahrung wird, aus der die Frau gestärkt hervorgeht.

Das medizinische Versorgungsteam muss natürlich die medizinische Versorgung während der Geburt gewährleisten, was eine unglaubliche Verantwortung ist. Die Rolle der Doula ist anders. Sie steht nicht in Konkurrenz mit den Hebammen, sondern bietet Verschiedenes an, was den Geburtsprozess unterstützt. So probiert sie mit der Mutter und dem Partner verschiedene Positionen, Bewegungen, Massagen, Visualisierungen, Selbsthypnose, Entspannungstechniken, Entspannungsatmen sowie Anspann- und Loslassmethoden zur Entspannung angespannter Muskeln aus.

Viele Frauen verstehen nicht, was während der Geburt passiert, und ihre Besorgnis und ihre Angst können Stresshormone freisetzen, die die Geburt beeinträchtigen. Die Doula erklärt ihr die verschiedenen Vorgänge und bereitet sie darauf vor. Sie begleitet die Mutter durch die verschiedenen Emotionen und bleibt während der gesamten Geburt bei ihr, unterstützt sie liebevoll und hält den körperlichen Kontakt zur Mutter, je nachdem, womit sich die Frau wohlfühlt.

Eine Doula kennt auch die neuesten Forschungsergebnisse im Hinblick darauf, wie man eine natürliche Geburt unterstützen und Schmerzen lindern kann. Zum Beispiel zeigte eine kürzlich veröffentlichte Studie von Tiffany Field, dass eine Geburt um zwei bis drei Stunden kürzer ist und der Schmerz beträchtlich nachlässt, wenn man die Mutter während der Geburt jede Stunde professionell massiert.

Die Begleitung der Doula schließt auch die Väter mit ein. Sie werden von der Doula unterstützt und je nach Wunsch mit einbezogen. Untersuchungen haben gezeigt, dass die Beziehung von Paaren, die von einer Doula begleitet wurden, nach der Geburt besser war.

Wenn Frauen selbst nicht angemessen und ausreichend bemuttert worden waren, können sie dieses Erlebnis durch die Umsorgung und die beständige liebevolle ruhige Präsenz einer Doula während der Geburt, einer Zeit der äußersten Verwundbarkeit, in manchen Fällen nachholen.

Einige Frauen erleben eine innere Wandlung durch die Erfahrung der Bemutterung. Eine sehr starke Frau in führender Position sagte nach der Geburt mit einer Doula und ihrer Hebamme: „Ich wusste zuvor gar nicht, wie sehr ich es benötigte, umsorgt zu werden."

Eine Doula kann mit ihrer Geduld eine Umgebung voll Vertrauen, Herzenswärme und Geborgenheit für die Mutter schaffen. Während der Geburt kann dies der Frau ermöglichen, loszulassen und dem zu folgen, was der Körper instinktiv tun möchte, so dass sie ihr Baby aus eigener Kraft auf die Welt bringen kann. Eine Mutter sagte zu mir als ihre Doula: „Dein Vertrauen in mich veranlasste mich zu glauben, ich könne jegliche Herausforderung im Leben schaffen."

Wir gehen davon aus, dass eine Mutter ihr Kind bemuttern und umsorgen kann und es um seiner selbst und seiner Stärke willen achten kann, wenn sie diese liebevolle Umsorgung selbst erfahren hat. Auch Väter, die in einem Moment der Verletzlichkeit und Ängstlichkeit wertgeschätzt und umsorgt wurden, haben Ähnliches berichtet. Diese Art von Unterstützung hat einen tieferen Sinn: Wenn Eltern selbst umsorgt werden, können sie dies auch an ihr Baby weitergeben.

Melanie Schönes Buch und ihre Doula-Ausbildung in Deutschland vermitteln Frauen die Fertigkeiten und Techniken sowie das nötige Wissen, um Frauen dabei zu unterstützen, die für sie richtigen Entscheidungen zu treffen.

Doulas arbeiten weltweit unter ganz verschiedenen Bedingungen. Es gibt ehrenamtliche Doulas und bezahlte Doulas; einige Krankenhäuser und Geburtshäuser begrüßen es sogar, wenn Doulas sie im Fall von unbegleiteten Frauen unterstützen.

Es gab uns zu denken, dass 50 % der Frauen in den Vereinigten Staaten sich keine Doula leisten konnten oder keinen Zugang zu einer Doula hatten. Deswegen haben wir uns an einer Studie beteiligt, in deren Rahmen eine geschulte erfahrene Doula ein kurzes Training für schwangere Frauen und eine enge Verwandte oder Freundin gab, die sie auswählte, ihre Doula zu sein.

Das Training dauerte jeweils vier Stunden und beinhaltete Informationen und Übungen für die verwandte/befreundete Doula und die schwangere Frau. Der Hauptpunkt des Trainings war, dass die Doula die Mutter während der Geburt nie alleine ließ. Um die Effizienz einer Freundin oder Verwandten als Doula zu testen, die für nur vier Stunden ein Training mit der Mutter absolvierte, wurden 600 risikoarme, einkommensschwache, erstgebärende Mütter, die im Krankenhaus gebaren, zufällig in zwei Gruppen eingeteilt.

Die Frauen der Gruppe mit einer Freundin als Doula hatten eine beachtlich kürzere Geburt und eine weitere Muttermunderöffnung zum Zeitpunkt der PDA-Setzung. Die Kaiserschnittrate betrug 10,6 % in der Doulagruppe, während sie 15,5 % in der Kontrollgruppe betrug. Obwohl statistisch gesehen unbedeutend, gab es in der Doulagruppe einen Trend in Richtung geringerer Kaiserschnittrate.

Eine der wichtigsten Erkenntnisse aller Studien war die Bedeutung der emotionalen und physischen Unterstützung während einer Zeit im Leben einer Frau, in der sie am verletzlichsten ist. Die Auswirkungen dieser Begleitung dauern über die Geburt hinaus an und werden im Verhalten der Mutter, in ihren Gefühlen sich selbst, ihrem Baby und ihrem Partner gegenüber widergespiegelt. Die Unterstützung durch eine Doula war mehr, als einfach nur die Hand zu halten. Ihnen wurde von trainierten Doulas gezeigt, wie sie den Müttern mit spezifischen Methoden helfen können.

In der besagten Studie waren die Mütter, die von einer Freundin oder Verwandten als Doula begleitet wurden, im Vergleich zu den Müttern der Kontrollgruppe sechs Wochen später häufiger der Meinung, dass die Geburt viel besser war, als sie sich vorgestellt hatten und dass ihre Geburtserfahrungen sehr gut waren. Sie beschrieben ihr Baby als sehr pflegeleicht und waren häufiger der Meinung, dass es wenig schrie. Sie nahmen ihr Baby häufiger in den Arm, wenn es weinte, und berichteten häufiger, dass sie die Bedürfnisse ihres Babys erfühlen konnten.

Wir sind der Meinung, dass durchgehende emotionale Unterstützung ein Recht für jede gebärende Frau ist. Diese Unterstützung stärkt nicht nur die emotionale und körperliche Gesundheit der Mutter während der Geburt, sondern auch die besondere Beziehung, die die Eltern miteinander und mit ihrem Baby verbindet.

Melanie Schöne hat sich mit Liebe und Engagement an die Arbeit gemacht, Frauen an ihre angeborene Fähigkeit zu erinnern, ihrem Körper zu vertrauen, ein Kind zur Welt bringen zu können sowie ihnen dieses uralte Wissen über die dazu nötige Unterstützung zu vermitteln. Ihre Bemühungen, diese Informationen an die Frauen und ihre Partner zu bringen, wirken dem Trend entgegen, die Eigeninitiative und Selbstbestimmung der Frauen während der Geburt gering zu halten und durch unnötige Eingriffe Stress, Gefühle der Enttäuschung und körperliche/seelische Schäden zu verursachen. Dieses Buch gibt Frauen und ihren Partnern Einblicke, was für eines der wichtigsten Ereignisse in ihrem Leben, die Geburt, wirklich möglich ist.

Phyllis Klaus[1]
Berkeley, USA
30.5.2010

---

1 Phyllis Klaus ist Ehe- und Familientherapeutin, Diplomsozialarbeiterin und perinatale Therapeutin. *Sie ist Autorin/Koautorin von Doula Book (Doula, der neue Weg der Geburtsbegleitung), Bonding (Der erste Bund fürs Leben), Your Amazing Newborn (Neugeboren. Das Wunder der ersten Lebenswochen) und When Survivors Give Birth.*

# Einleitung

Schon als kleines Mädchen faszinierte mich die Kraft der Frauen, Babys zu bekommen. Auf die Frage, ob Gebären mit Schmerzen verbunden sei, antwortete mir meine Mutter, dass es schon ein wenig schmerzen würde. Nachdem ich selbst Mutter zweier wunderbarer Kinder wurde, entdeckte ich mein Interesse an diesem großartigen Vorgang des Gebärens wieder und hörte mir unzählige Geburtsgeschichten von Frauen aus meiner Umgebung, meinem Freundes- und Bekanntenkreis an. Dabei machte es mich immer wieder sehr ärgerlich, zu hören, dass viele Frauen sich im Nachhinein nicht ausreichend gut informiert und vorbereitet gefühlt haben. Oft berichteten mir Frauen, dass sie und ihr Partner sich während der Geburt der Klinikroutine ausgeliefert gefühlt hätten.

Das erinnerte mich dann auch immer an die Geburt meines ersten Kindes: Ich fühlte mich gut vorbereitet und freute mich auf eine natürliche Geburt, denn nach all dem, was ich in Schwangerschafts- und Geburtsratgebern gelesen hatte, wollte ich auf keinen Fall medizinische Unterstützung bei der Geburt. Am 10. Tag nach dem errechneten Geburtstermin wurden mein Mann und ich von zwei Hebammen und einem Arzt unter Druck gesetzt, dass man die Geburt einleiten müsse. Eine medizinische Indikation (Anzeichen einer Übertragung wie z. B. Unterversorgung des Kindes durch die Plazenta o. Ä.) lag nicht vor. Ich fühlte in mich hinein und spürte eine große Gegenwehr in mir: Mein Kind und ich waren noch nicht soweit. Die meisten Deutschen sind „ärztegläubig" erzogen worden und so folgte auch ich dem Rat des medizinischen Personals und ließ mir am Abend vaginal eine Prostaglandintablette einlegen. Diese sollte den Muttermund auf die Geburt vorbereiten und Wehen in Gang bringen, wie uns erklärt wurde. Am Vormittag des nächsten Tages bekam ich leichte Wehen, die aber noch nicht stark genug waren, und so bekam ich eine zweite Tablette gelegt. Eine Stunde später begannen Wehen wie ein Hurrikan und überrollten mich. Es waren keine natürlichen Wehen und ich hatte auch kaum Wehenpausen, um mich zu erholen – mich überkam ein nicht enden wollender Schmerz, und anstatt mich zu öffnen, verkrampfte ich immer mehr. Im Laufe des Nachmittags kam ich in den Genuss der kompletten medizinischen Intervention, die ein Kreißsaal aufbieten kann: Wehentropf, PDA, Blasenkatheder etc. Ich hatte kaum noch Kraft und hörte die Hebammen mit dem Arzt darüber sprechen, dass sie nun den OP informieren, es würde wohl ein Kaiserschnitt werden. Da erinnerte ich mich an die Worte meines Vaters kurz vor der Entbindung: „Wenn Du glaubst, keine Kraft mehr zu haben, dann erinnere Dich daran, dass Du ein Tiger bist" (chin. Astrologie).

Ich kämpfte und wurde von meinem Mann großartig unterstützt. Nach über drei Stunden Presswehen und schmerzhaften Geburtswehen in den zurückliegenden 12 Stunden brachte ich meine Tochter zur Welt.

Sie war ebenso mitgenommen von der Geburt wie ich, doch ich war unbeschreiblich stolz auf sie und auf mich. Wir hatten gemeinsam diese Geburt bewältigt und hatten so erreicht, dass für uns die OP-Türen zu einem Kaiserschnitt verschlossen blieben. Ermutigt hatte mich dazu lediglich mein Mann; weder die Hebammen noch die Ärzte hatten mich darin unterstützt und bestärkt, mein Kind natürlich zu gebären. Die Hebamme, die mich in den letzten 3 Stunden der Geburt betreute, war sehr freundlich und bemüht, aber sie war mir fremd wie all die anderen Hebammen, die ich in den letzten 24 Stunden seit der ersten Prostaglandintablette kennengelernt hatte. Mir war vorher nicht klar, dass ich von so vielen fremden Menschen umgeben sein werde – das störte mich sehr und brachte mich immer mehr aus meinem Rhythmus.

Ich war noch Tage nach der Geburt sauer auf die Hebammen und Ärzte. Das, was ich dann zu hören bekam, war: „Sei doch froh, Du hast ein gesundes Kind." Doch ich fühlte mich um mein Geburtserlebnis betrogen.

Viele Mütter werden bestätigen: Beim zweiten Kind sind sie einfach schlauer. ... Ich wusste während der Schwangerschaft und Geburt meines zweiten Kindes genau, was ich anders als beim ersten machen wollte, und bereitete mich intensiv darauf vor. Auch mein zweites Kind kam nach dem errechneten Geburtstermin, doch ich blieb ruhig und ließ uns beiden Zeit, bis die Geburt von allein beginnen wollte. Als ich die ersten Wehen verspürte, hatte ich urplötzlich das Bedürfnis, zu Hause zu bleiben und nicht in die Klinik zu fahren. Doch leider kannte ich keine Hebamme, die zu einer „spontanen" Hausgeburt gekommen wäre. So blieb ich lange zu Hause, veratmete in der Badewanne und im Schlafzimmer meine Wehen, und als wir nach Stunden den Kreißsaal betraten, war mein Muttermund bereits 5 cm eröffnet. Ich bat die Hebammen darum, mich und meinen Mann in Ruhe zu lassen, wir würden uns melden, wenn wir etwas brauchten. Kurz vor Ende der Geburt riefen wir die Hebamme dazu und etwa 3 Stunden nach unserer Ankunft in der Klinik hatte ich meinen Sohn geboren, ohne jegliche medizinische Intervention. Ich bin unendlich dankbar, dass ich erfahren durfte, wie sich natürliche Wehen anfühlen und dass ich aus meiner eigenen Kraft ein Kind zur Welt bringen konnte.

Die Geburtserfahrung ist so unglaublich wichtig im Leben einer Frau und trotzdem ist „Gebären“ etwas, das Frauen oft nicht zugetraut oder „zugemutet“ wird. Dabei erfüllt uns Frauen der Moment der Geburt mit Stolz und mit Würde, was uns kein anderes Erlebnis in unserem Leben so schenken wird.

In vielen Gesprächen mit Müttern erfuhr ich, dass sie mit ihren Geburtserlebnissen nicht sehr glücklich sind. Sehr viele betonen: Sie hätten gerne ihre Hebamme, die sie vom Geburtsvorbereitungskurs oder der Schwangerenvorsorge kannten, mit zur Geburt genommen, aber das sei nicht möglich gewesen. Das ist traurig, denn sie wollten einfach nur eine vertraute, geburtserfahrene Frau an ihrer Seite haben. Es gibt in unserer Gegend nicht sehr viele Beleghebammen, die Frauen während der Schwangerschaft und dann auch zur Geburt in die Klinik begleiten. Natürlich war für die Frauen auch die emotionale Unterstützung des Partners wichtig. Doch viele Paare fühlten sich während der Geburt auch oft alleine gelassen – gerade in diesen Momenten hätten sie jemanden gebraucht, der sie unterstützt.

Meine Nichte kam im Januar 2006 per Kaiserschnitt zur Welt. Ich besuchte meine Schwägerin einen Tag nach der Entbindung in der Klinik und auch einige Wochen später zu Hause. Sie hatte große Probleme, das Geburtsgeschehen zu verarbeiten – und hatte sich während der Geburt sehr allein gelassen gefühlt. Zum Glück hatte sie eine gute Hebamme, die ihr nach der Geburt sehr einfühlsam zur Seite stand.

In dieser Zeit wuchs in mir der Wunsch, Frauen darin zu unterstützen, eine natürliche und selbstbestimmte Geburt zu erleben. Schwangere Frauen haben es verdient, jemanden an ihrer Seite zu haben, der sie an ihre ureigenen Kompetenzen erinnert und sie darin bestärkt, kraftvoll und im Vertrauen auf ihren eigenen Körper die Geburt als eine einzigartige Erfahrung zu erleben.

Nach langer Recherche im Internet hatte ich den Namen für meine Berufung gefunden: die Doula! Der Begriff „Doula" kommt aus dem Griechischen und kann mit „Dienerin der Frau" übersetzt werden. Ich las von einer Ausbildung zur Doula in Österreich und meldete mich sofort an. Ich absolvierte diese im Jahr 2006 über das Eltern-Kind-Zentrum Graz und dort erlernten die Teilnehmerinnen spezielles Wissen rund um Schwangerschaft und Geburt. Ich durfte von den Erfahrungen vieler Frauen, die schon lange Jahre als Doula arbeiten, lernen. Mir wurde bewusst, dass die Doulas eine alte Tradition wieder aufnehmen: Mütter/Großmütter unterstützen und begleiten Frauen während der Schwangerschaft, der Geburt und im Wochenbett.

Es bereichert mein Leben und erfüllt mich zutiefst, dass ich das Privileg habe, an schwangere Frauen und werdende Eltern mein Wissen und meine Erfahrung weiterzugeben und sie darin unterstützen kann, ihren *eigenen* Weg zu finden und diesen zu gehen. Es fasziniert mich immer wieder aufs Neue, die Geburt eines Menschen miterleben zu dürfen.

In vielen Kulturen war es üblich, dass Mütter schwangeren Frauen in allen Fragen rund um Schwangerschaft und Geburt beratend und unterstützend zur Seite standen. Schon die jungen Mädchen wurden nach ihrer ersten Menstruation auf ihre Rolle als „Frau, die neues Leben schenkt" vorbereitet und oft waren ältere Kinder bei der Geburt ihrer jüngeren Geschwister anwesend, so dass ihnen Gebären als völlig normaler und vor allem natürlicher Vorgang im Leben vertraut war.

Heute ist die Situation anders. Wir leben nicht mehr in Großfamilien und unser Leben ist hoch technisiert. Wenn wir Fragen zum Thema „Eltern werden" haben, greifen wir auf Ratgeber in Form von Büchern zurück. Die Angebote der Geburtskliniken versprechen uns „Wellnessgeburten", so dass Frauen heutzutage in luxuriösen Gebärzimmern „schmerzfrei" die Geburt ihres Kindes erleben können. Am lukrativsten und vor allem zeitlich optimal zu kalkulieren ist für Kliniken der Kaiserschnitt, so dass es uns kaum verwundern kann, wenn in einigen noblen Privatkliniken die Kaiserschnittrate bei über 80 % liegt.

Doch viele Menschen wollen diesem Trend entgegenwirken. Zu diesem Kreis zählen viele Eltern, Hebammen, Doulas und WissenschaftlerInnen, die in diesem „Zeitgeist" eine gefährliche Entwicklung sehen, die Frauen in ihrer Kompetenz, zu gebären, entmachtet und Kinder ihrer Erfahrung beraubt, natürlich geboren zu werden. Des Weiteren sollten die physischen und psychischen Folgen bedacht werden, die diese Entwicklung auf das weitere Leben der Mütter und ihrer Kinder haben wird.

Schwangere Frauen haben viele Fragen und deshalb finden Sie in diesem Buch altes und neues Wissen, damit Sie mehr selbst- und weniger fremdbestimmt Ihre eigenen Entscheidungen während Schwangerschaft und Geburt treffen können. Das „Doula-Wissen" möchte Ihnen Ihre Unsicherheiten nehmen und Sie dazu ermutigen, Vertrauen in Ihren Körper zu haben und darüber nachzudenken, wer Sie bei der Geburt Ihres Kindes unterstützen sollte.

# 1 Die Doula

Doulas wollen zusammen mit Hebammen einen Frauenkreis bilden, der es sich zur Aufgabe macht, aus Solidarität und Mitgefühl andere Frauen bei dieser zentralen Lebenserfahrung zu unterstützen.
Es ist in unserem Interesse, deutlich zu machen, dass Geburtshilfe ein traditionelles Frauenhandwerk ist.

Hebammenzeitung 09, „Die Mutter bemuttern"
von Kristina Wierzba-Bloedorn, Doula

Die Tradition der Doula ist uralt und ihre Anwesenheit und Unterstützung bei Geburten ist keineswegs eine neue Entwicklung. Die gebärende Frau wird zusätzlich zur Hebamme von einer ihr vertrauten, geburtserfahrenen Frau begleitet. In vielen Kulturen war es üblich, dass eine Gruppe Frauen zusammenkam, um die Gebärende zu unterstützen und zu umsorgen.

Ebenso ist diese Unterstützung bei Geburten von Elefanten und Delfinen zu beobachten, wo die Weibchen einer Gruppe einen Kreis um die Gebärende bilden und sie und ihr Neugeborenes beschützen. Bei Delfinen bringt die „Doula" das Neugeborene zum ersten „Luftschnappen" über Wasser, damit sich die Mutter noch kurz ausruhen kann.

Wie kam es zum aktuellen Trend der Doulas in den deutschsprachigen Ländern?

Seit den 1950er-Jahren gibt es bei der Geburtshilfe in den zivilisierten Industrieländern eine stark medizinisch-technisch orientierte Entwicklung. Dies führte zu einem immensen Anstieg der Kaiserschnittraten und der Wunschkaiserschnitt kam in Mode, seit diese Operation nur noch sehr selten mit dem Tod der Mutter oder des Kindes endete. Mittlerweile gilt der Kaiserschnitt in vielen Ländern als sicherste Methode, sein Kind zu entbinden.

Ich glaube nicht, dass Frauen sich ihrer ureigenen Kompetenz, zu gebären, berauben lassen wollen. Es gibt heutzutage für Frauen leider viel zu wenig Ermutigung, ihrem Körper zu vertrauen und ihn für seine Leistung zu feiern. Alles, was nicht kontrollierbar ist, scheint gefährlich zu sein.

## 1.1 Die Aufgaben einer Doula

Sie haben sich vielleicht bereits entschieden, dass Ihr Partner zur Geburt mitkommt und fragen dann: „Wozu brauche ich eine Doula und was genau macht sie?"

Eine geburtserfahrene Frau ist für die Zeit während der Schwangerschaft bis zum Wochenbett eine Vertrauensperson, mit der Sie über alle Themen rund um Schwangerschaft und Geburt reden können. Die Doula bietet Ihnen eine persönliche Begleitung während der Schwangerschaft, individuelle Vorbereitung auf die Geburt und kontinuierliche Unterstützung während der gesamten Geburt an. Sie spricht mit Ihnen ausführlich über Ihr Geburtserlebnis und

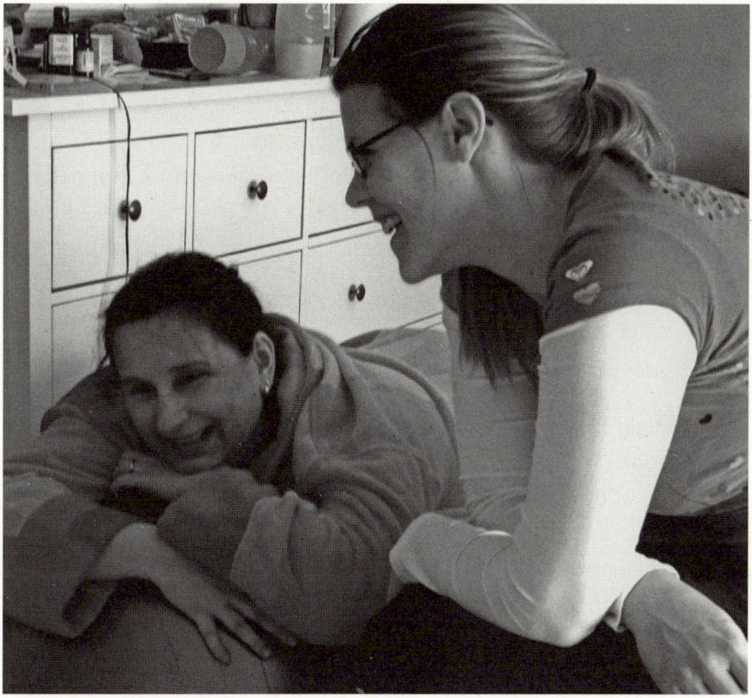

unterstützt Sie darin, den Beginn eines neuen Lebensabschnitts als Mutter positiv zu erleben. Sie ist Ihnen eine vertraute Person, die sich nur um Ihre Bedürfnisse kümmert. Dies kann nachweislich die Geburtsdauer verkürzen und hat zur Folge, dass es zu weniger medizinischen Interventionen und Kaiserschnitten kommt.

Eine Doula gibt Ihnen während der Wehen kein „richtiges“ Verhalten und auch keine bestimmten Atemmuster vor. Sie unterstützt jeden Atemrhythmus, den Sie in Ihrer Vorbereitung gelernt haben und den Sie während der Wehen anwenden möchten. Die Doula übernimmt keinerlei medizinische Aufgaben und weiß aus den Vorgesprächen um Ihre Wünsche und Bedürfnisse, aber auch um Ihre Sorgen und Ängste. Sie wird sich um Ihr Wohlbefinden sorgen, Sie ermutigen und trösten.

Durch in der Doula-Ausbildung erlerntes Wissen und ihre eigene Erfahrung als Gebärende hat die Doula ein Gefühl dafür, was eine Frau in der Zeit der Schwangerschaft, während der Geburt und im Wochenbett bewegt. Umfassende Kenntnisse u. a. über den natürlichen Geburtsvorgang verhelfen der Doula zu innerer Ruhe und Zuversicht. Da sie keinerlei medizinische Funktion hat, kann sie sich ganz auf die Bedürfnisse der schwangeren, gebärenden Frau konzentrieren.

Die Begleitung einer Doula wird in Deutschland nicht von den Krankenkassen getragen. Das Honorar für eine Doula variiert von 300 bis 600 € und beinhaltet meist folgende Leistungen:

Ein unverbindliches Kennenlernen, drei (oder mehrere) Treffen vor der Geburt, Rufbereitschaft (Tag und Nacht) rund um den errechneten Geburtstermin (meist 14 Tage vor und 14 Tage nach dem errechneten Termin), telefonischer Kontakt und die kontinuierliche Geburtsbegleitung unabhängig von der Dauer der Geburt. Alle vereinbarten Leistungen werden vertraglich festgehalten. Weiterhin enthalten sind 2 bis 3 Treffen nach der Geburt und ein persönlicher Geburtsbericht mit Fotos.

## 1.2 Die Mutter bemuttern

Die Doula ist mit dem Geburtsgeschehen vertraut, sie hat die Kraft und Ausdauer, auch bei manchmal langen und schweren Geburten an der Seite der werdenden Mutter zu sein und diese zu umsorgen, zu massieren, zu streicheln, ihr ein Glas Wasser zu reichen, sie zu ermuntern, sie zu trösten, mit ihr zu weinen oder zu beten. Die Doula berührt, hält die Hand an den schmerzenden Rücken während der Wehen, nimmt die Gebärende in die

Arme und geht liebevoll auf deren Wünsche ein. Die Gebärende erhält von der Doula Tipps und Anregungen, eine andere Körperhaltung einzunehmen, sie kennt die natürlichen Methoden der Schmerzlinderung und ermutigt die werdende Mutter darin, sich vertrauensvoll auf den natürlichen Geburtsverlauf einzulassen.

Die Unterstützung der Doula hilft, dass sich die unbeschreibliche Kraft, die Frauen unter der Geburt zur Verfügung steht, entfalten kann.

Manche Frauen sind so im Einklang mit ihrem Körper und ihren Wehen, dass es ihnen vollkommen genügt, dass ihre Doula anwesend ist. Andere Frauen wiederum brauchen das tröstliche Gefühl von Sicherheit und positiver Bestärkung, das von einer Geburtsbegleiterin ausgeht.

## 1.3 Die Doula und der werdende Vater

Das wichtigste Anliegen der Doula ist es, die Intimität der werdenden Eltern zu schützen und zu respektieren. Sie hat viele Möglichkeiten, dem werdenden Vater zu zeigen, wie er seiner Frau wirkungsvoll helfen kann. Die Doula wird bei seiner Frau bleiben, wenn er eine Pause benötigt, und sie gibt dem werdenden Vater Sicherheit und den Raum, die Geburt für sich selbst als etwas Großartiges zu erleben. Ihre beruhigende Wirkung ist auf ihn oft ebenso stark wie auf die Gebärende.

In den Geburtsvorbereitungskursen erhalten Paare manchmal den falschen Eindruck, dass das Ausführen einiger leichter Übungen schon ausreicht, den Vater zur hauptsächlichen Quelle der Unterstützung und der fachlichen Kompetenz für die gesamte Geburt zu machen, wenn die Hebamme gerade nicht zur Verfügung steht.

Dies mag auf eine kleine Anzahl von Männern zutreffen – für die meisten Väter gibt es an den Kursabenden nicht ausreichend Gelegenheit zum Beobachten und Üben. Und für die Hebammen wiederum ist es oft schwierig, die Väter zu einer intensiven Teilnahme an den Übungen zu bewegen und ihnen ein Verständnis dessen zu vermitteln, was tatsächlich auf sie zukommen wird. Hier wäre ein Kurs für werdende Väter von geburtserfahrenen Vätern eine Marktlücke und sicherlich hilfreich, da die meisten Männer bestimmte, für sie peinliche Fragen wohl lieber im Kreis von Gleichgesinnten oder „Leidensgenossen" stellen als an die Hebamme im Beisein ihrer eigenen Frau und fremder Personen.

Während der Geburt bindet die Doula den werdenden Vater mit in das Geburtsgeschehen ein, indem sie ihm Tipps gibt, wie er zu dem jeweiligen Zeitpunkt seiner Frau helfen kann. Er bekommt jederzeit Antworten auf seine Fragen, da die Doula kontinuierlich anwesend ist und den Geburtsverlauf einschätzen kann.

## Tipp

Suchen Sie eine Doula nach Ihrem Bauchgefühl aus; Sympathie auf den ersten Blick ist wichtig für eine vertrauensvolle Zusammenarbeit.

Fragen Sie die Doula nach ihrer Ausbildung, ihrer Erfahrung und nach ihren individuellen Leistungen.

Sie finden eine Doula in Ihrer Nähe im Internet:
www.doulas-in-deutschland.de
www.doula-info.de
www.doula.ch
www.doula.at

## 1.4 Statistische Untersuchungen

### *Marshall Klaus und John Kennell*

In den 1970er-Jahren entdeckten die US-amerikanischen Ärzte sowie die Psychotherapeutin Phyllis Klaus bei Frauen, deren Geburten eine Doula kontinuierlich begleitete, dass sich die Zahl der Kaiserschnitte signifikant reduzierte, die Frauen weniger Schmerzmittel brauchten, Saugglocken- und Zangengeburten seltener vorkamen, die Stilldauer sich verlängerte und die Paarbeziehung gestärkt wurde. Die Untersuchungen wurden dem üblichen Prozess strenger wissenschaftlicher Überprüfung unterworfen. Die Ergebnisse stammen aus sechs Untersuchungen mit Zufallsstichprobe und Kontrollgruppe. Zwei Studien wurden in Guatemala durchgeführt, eine in Houston/Texas und eine andere in Johannisburg (Südafrika). Die fünfte Studie wurde in Finnland, die sechste in Kanada durchgeführt. Die Frauen waren alle gesund, erwarteten ihr erstes Kind und ihre Schwangerschaften verliefen ohne Zwischenfälle. Erklärten sich die Mütter bereit, an der Studie teilzunehmen, wurde ihnen per Zufallsprinzip entweder eine kontinuierlich anwesende Doula zugeteilt oder nicht. Bei beiden Varianten stand den Frauen zusätzlich das normale Krankenhauspersonal zur Verfügung, also Hebammen, ÄrztInnen und Krankenschwestern.

Die Situation in den Kliniken der 1970er-Jahre ist natürlich mit den heutigen Kreißsälen nicht zu vergleichen. Die Studien wurden 1989 und 2003/2004 wiederholt und brachten erstaunlicherweise vergleichbare Ergebnisse. Untersucht wurde hierbei die kontinuierliche und persönliche Unterstützung (eins zu eins) von 13.000 Frauen in 15 Studien in elf verschiedenen Ländern. Dabei ging es um den Verlauf und die Art zu entbinden (Outcome) von Geburten mit und ohne diese Unterstützung.

Die Studie „Kontinuierliche Unterstützung für Frauen während der Geburt“ wurde von der angesehenen Cochrane Collaboration durchgeführt. Diese internationale Organisation entwirft und hält aktuelle, strenge systematische Reviews über die hoch qualitativen Studien in vielen Bereichen der Gesundheitsvorsorge und Medizin fest.

Die Frauen hatten
26 % weniger Risiko, per Kaiserschnitt zu gebären
41 % weniger Risiko, mit Saugglocke oder Zange zu gebären
28 % weniger Risiko, irgendein Schmerzmittel oder eine Anästhesie in Anspruch zu nehmen und
33 % weniger Risiko, unzufrieden zu sein oder ihre Geburtserfahrung negativ zu beurteilen.

Ellen D. Hodnett, Professorin an der Universität von Toronto:
„Die Organisation der Pflege in modernen Entbindungsstationen – Schichtwechsel, diverse Pflichten der Angestellten und Personalmangel – scheint den Erfolg der Geburtsbegleitung, den die Mitglieder der Klinikbelegschaft bieten, einzuschränken. Der Klinik nicht zugehörige PflegerInnen könnten imstande sein, den Bedürfnissen der Mutter größere Beachtung zu schenken."

Zusätzlich zu der Bedeutung der Art der Pflegerin fanden die ForscherInnen auch, dass kontinuierliche Geburtsbegleitung besser funktionierte, wenn sie

- zu einem frühen Zeitpunkt der Geburt begann;
- in Situationen benutzt wurde, in denen Schmerzmittel nicht routinemäßig vorhanden waren;
- in Situationen benutzt wurde, in denen Frauen nicht von der Person ihrer Wahl (wie Partner, Freundin oder Familienmitglied) begleitet werden durften.

Die Autoren kamen zu dem Schluss, dass alle Frauen Unterstützung während der gesamten Wehentätigkeit und Geburt haben sollten. Der positive Effekt ist größer mit „Nicht-Klinik-Angestellten" (z. B. Doulas) als Geburtshelferinnen als mit angestellten Krankenpflegerinnen, selbst wenn diese eine spezielle Ausbildung in Geburtshilfe haben.

John Kennell sagte einmal:

„Wären die mit einer Doula erzielten Ergebnisse mit einem Medikament oder einem neuen Apparat zu erreichen, dann gäbe es eine ungeheure Nachfrage nach dieser Neuerung, aber leider entspricht die Doula noch nicht der medizinischen Lehrmeinung."

# 2 In guter Hoffnung

Guter Hoffnung
In seinem Kokon ist das Ungeborene ein Quell von Freude und Verheißung. Mit sanften Bewegungen weckt es die Sehnsucht seiner Mutter, es schenkt ihr Träume voller Symbolkraft. Neun Monate des Wartens werden für Körper und Geist zur Vorbereitungszeit auf das völlig neue Leben als Mutter. Ob Sie essen, atmen oder sich bewegen: Sie tun es stellvertretend für ein anderes Wesen.

Deborah Jackson

Schwanger zu sein heißt vor allem, „in guter Hoffnung" zu sein. Diesen Ausdruck kennen wir heute kaum mehr, da wir alle natürlichen Vorgänge im Körper einer schwangeren Frau kontrollieren, überwachen und messen, um die Daten anschließend auf ihre Abweichungen zur „Normalität" zu überprüfen. Die Natur hat ihre eigenen Gesetze, und es erfüllt uns mit Ehrfurcht und Verzweiflung gleichermaßen, dass wir kaum in Worte fassen können, *wie* wir Menschen entstehen; oder, um es mit einer häufig gestellten Kinderfrage zu benennen: „Wo kommen eigentlich die Babys her?"

In diesem Kapitel möchte ich Ihnen einen Überblick über die Zeit der Schwangerschaft geben und Sie dazu ermutigen, Ihren individuellen Weg selbstbestimmt und im Vertrauen auf Ihren Körper zu gehen. Sie haben in Ratgebern über Schwangerschaft und Geburt viel Wissen erlangt. Hier geht es in erster Linie um die mentale Vorbereitung auf einen neuen Lebensabschnitt – von der Frau zur Mutter – und was dieser für Sie persönlich bedeutet.

Als Doula habe ich die Erfahrung gemacht, dass schwangere Frauen sehr oft glauben, dass ihre Umwelt mehr über ihre Schwangerschaft, ihr Wohlbefinden und über die Gesundheit des Babys im Bauch weiß, als sie selbst. Damit nicht genug: Über Jahrzehnte wurde den wehenden Frauen gesagt, sie dürften nicht trinken und nicht essen – sollten aber Treppen laufen und körperliche Höchstleistung vollbringen!

Ich bin der Meinung, dass die schwangere bzw. wehende Frau *einzig und allein* weiß, was ihr gut tut, wen sie um sich haben will, ob sie trinken oder essen will, in welcher Position sie jetzt gerade mit den Wehen am besten umgehen kann und wie stark ihr Bedürfnis danach ist, kontrolliert und überwacht zu werden. Oder ob sie dies nur weiter weg von ihren Urinstinkten und ihrer eigenen Sicherheit bringt, dass alles in Ordnung ist und sie und ihr Baby gerade einen guten Weg beschreiten. Erfahrene Geburtshelferinnen wissen: *Weniger ist mehr.* Weniger Kontrolle und weniger Stören bzw. Eingreifen in den natürlichen Geburtsvorgang führen zu einem positiven Geburtsverlauf.

Wahrscheinlich hört sich das für Sie jetzt etwas befremdlich an und vielleicht denken Sie: „Keiner soll mir helfen, mich unterstützen, mich überwachen?" Keine Sorge – Sie sind nicht allein, jederzeit haben Sie eine Hebamme in Ihrer Nähe, Ihr Partner wird ebenfalls an Ihrer Seite sein oder eine gute Freundin, vielleicht auch Ihre Mutter. Jedoch besitzen nur *Sie* alleine die Kompetenz zu gebären, *Sie* werden neues Leben schenken.

In den folgenden Unterkapiteln möchte ich einen kleinen Ausflug machen, warum ich als Doula allen schwangeren Frauen rate, sich darüber zu informieren und eine Entscheidung darüber zu treffen, durch wen Sie die anstehenden Vorsorgeuntersuchungen vornehmen lassen möchten. Des Weiteren gebe ich einen kleinen und bewusst kurz gehaltenen Überblick über die Vorsorgeuntersuchungen und weitere Pränataldiagnostik. Um sich über das Thema Pränataldiagnostik ausreichend zu informieren, empfehle ich z. B. das Buch von Vivian Weigert, *Bekommen wir ein gesundes Baby?*

## 2.1 Vorsorge – beim Gynäkologen oder bei der Hebamme?

Oft wissen Frauen schon vor dem Ausbleiben der Regel, dass sie schwanger sind, und machen dann vielleicht zu Hause einen Schwangerschaftstest. Dieser fällt positiv aus!

Freude – aber auch Ungewissheit und viele Fragen sind häufig die ersten Reaktionen, wenn Sie erfahren, dass Sie ein Kind erwarten.

Nachdem Sie diese Neuigkeit Ihrem Partner und engen Vertrauten mitgeteilt haben, ist nun die Frage: Wie geht es weiter?

Auch wenn Sie es kaum abwarten können, Ihre Schwangerschaft offiziell bestätigt zu bekommen, ist es ausreichend, ab der 9. SSW (etwa 4 Wochen nach Ausbleiben der Regel) einen Termin entweder beim Gynäkologen oder bei einer Hebamme zu vereinbaren.

Wenn Sie einen Termin bei Ihrem Gynäkologen machen, wird dieser Sie untersuchen und wahrscheinlich den ersten Ultraschall machen. Für viele Frauen ist dieser erste Ultraschall sehr wichtig, weil sie ihr Kind „sehen“. Zu erkennen ist ein klitzekleines Wesen und häufig kann man das kleine Herzchen schlagen sehen.

Der Gynäkologe wird Ihnen dann einen Mutterpass ausstellen und die vorgesehenen Untersuchungen veranlassen. Der Geburtstermin wird anhand der Daten berechnet, die Sie über Ihre Menstruation zur Verfügung stellen. Oder Sie kennen den Tag der Empfängnis genau. Glauben Sie jedoch nicht, Ihr Kind würde sich an diesen Termin halten! Etwa 4 % aller Kinder kommen mehr oder weniger „zufällig“ an diesem errechneten Termin auf die Welt.

Im Laufe der letzten Jahre hörte ich immer häufiger, dass Frauen meist am Ende ihrer Schwangerschaft erzählt wurde, das Kind wäre überdurchschnittlich gewachsen und käme wohl früher. Dies hat leider zur Folge, dass sich diese Frauen bereits 2–3 Wochen vor dem errechneten Termin unter Druck fühlen, unruhig werden und ungeduldig auf das Baby warten. Sobald der Termin einen Tag überschritten wird, lässt man die Geburt lieber einleiten, weil bereits das Gefühl entstanden ist, dass etwas nicht stimmt und das Kind „überfällig bzw. übertragen“ ist. Von Übertragen spricht man eigentlich erst 14 Tage nach dem errechneten Geburtstermin. Anzeichen für Übertragung sind u. a. grünliches Fruchtwasser, eine Unterversorgung des Kindes durch verkalkte Plazenta (beim Ultraschall sichtbar), das Baby hat bei der Geburt keine Käseschmiere am Körper und hat häufig sehr lange Fingernägel. Die Haut eines übertragenen Babys pellt sich einige Tage nach der Geburt meist an den Händen und Füßen wie nach einem Sonnenbrand.

Seien Sie sich sicher: Jedes Kind braucht unterschiedlich lange, um zu reifen. Denn auch später, wenn Ihr Kind auf der Welt ist, wird es vielleicht früher oder später krabbeln, laufen, sprechen oder durchschlafen als Gleichaltrige. Die Entwicklung des Kindes ist nicht anhand einer Normkurve berechenbar – vielleicht ist dies ein großer Irrglaube der heutigen Medizin.

Zurück zu den Vorsorgeuntersuchungen: Sie können auch eine Hebamme kontaktieren und bei Bedarf kommt diese dann zu Ihnen nach Hause oder Sie besuchen sie in ihrer Praxis. Alle Untersuchungen, die der Gynäkologe vornimmt, kann auch die Hebamme übernehmen – den Ultraschall ausgenommen. Sie haben daher auch die Möglichkeit, die Vorsorge durch eine Hebamme vornehmen zu lassen und nur für die Ultraschalluntersuchungen zu Ihrem Gynäkologen zu gehen. Allerdings sollten Sie dies vorher mit beiden abklären.

Leider wissen nur wenige schwangere Frauen, dass die Vorsorge bei einer Hebamme von den Krankenkassen übernommen wird.

Der Besuch beim Gynäkologen ist Ihnen bekannt und bringt meist die eine oder andere Wartezeit mit sich. Das Verhältnis zu dem Arzt/der Ärztin sollte persönlich und vertrauensvoll sein, er/sie sollte sich für die schwangere Frau Zeit nehmen und alle Fragen beantworten.

Im Vergleich dazu arbeiten die Hebammen mit weniger Technik und mehr Zuwendung. Sie sind fachlich ebenso qualifiziert wie Ärzte und bieten ein breites Angebot für schwangere Frauen und Wöchnerinnen. Diese Betreuung „von Frau zu Frau" empfinden viele Schwangere mehr als Fürsorge denn als Vorsorge. Zudem haben Sie die Möglichkeit, bei Ihrer vertrauten Hebamme einen Geburtsvorbereitungskurs oder auch einen Babypflegekurs zu absolvieren. Sie lernen dort andere Schwangere kennen und können so schon erste Kontakte mit Gleichgesinnten knüpfen und sich mit anderen Frauen austauschen.

Im Hinblick auf eine Hausgeburt sollten Sie sich frühzeitig mit einer Hebamme in Verbindung setzen.

In vielen Städten Deutschlands gibt es sogenannte „Beleghebammen". Das bedeutet, dass Sie durch eine Hebamme während der Schwangerschaft betreut werden und diese dann mit Ihnen in die Klinik (dies ist dann die Klinik, mit der die Hebamme einen Vertrag hat) zur Entbindung geht *und* bei Ihnen bleibt, bis das Baby geboren ist.

### Was macht eigentlich eine Hebamme?

Als mein Frauenarzt mir bestätigte, dass ich schwanger war, freute ich mich total. Danach bin ich erst einmal ziemlich sorglos durch die nächsten Wochen gegangen. Bis ich von einer guten Freundin einen Ratgeber über Schwangerschaft und Geburt und einen über die verschiedenen Wehenphasen geschenkt bekam. Ich blätterte darin herum, las quer und saß am Abend ziemlich deprimiert im Sessel, weil mir das alles viel zu viel war. Und nun? Wer konnte mir jetzt weiterhelfen? Zu meinem viel beschäftigten Arzt konnte ich wohl kaum gehen, um alle Fragen loszuwerden, die sich mir aufwarfen. Und eine Hebamme – die war doch meines Wissens erst gefragt, wenn es „zur Sache geht", sprich: kurz vor der Geburt. Ich grübelte ein paar Tage darüber nach, recherchierte im Internet und rief irgendwann ziemlich aufgelöst bei einer Hebamme aus dem Nachbarort an: „Ich habe keine Ahnung, was Sie eigentlich machen", sagte ich. „Aber ich bin schwanger und habe jede Menge Fragen, die mich bedrücken. Können Sie mir da vielleicht weiterhelfen?" Sie konnte! Ich bekam kurzfristig einen Termin und wurde von einer fürsorglichen Person empfangen, die mich wieder auf einen normalen Gefühlslevel brachte. Und ich erfuhr, dass eine Hebamme mehr ist als eine reine Geburtshelferin … (Katharina)

In jedem Ratgeber über Schwangerschaft und Geburt finden Sie ein ausführliches Kapitel über die Vorsorgeuntersuchungen sowie das erste, zweite und dritte Schwangerschaftsdrittel. Ich möchte diese Informationen nur der Vollständigkeit halber erwähnen, ohne in die Tiefe und Details zu gehen.

Denn in diesem Buch möchte ich Ihnen Tipps und Hilfestellungen anbieten, damit Sie mit all Ihrem Theoriewissen aus Ratgebern Ihren individuellen Weg gehen und Ihre Selbstbestimmtheit während der Schwangerschaft und Geburt stärken können.

Eine kurze Zusammenfassung der Vorsorgeuntersuchungen und deren Bedeutung:

In der Regel übernimmt die Krankenkasse:

- 3 Ultraschalluntersuchungen
- Ultraschall zwischen der 9. und 12. SSW
- Ultraschall zwischen der 20. und 22. SSW
- Ultraschall zwischen der 30. und 32. SSW

- Bestimmung der Blutgruppenzugehörigkeit (wichtig ist vor allem der Rhesusfaktor)
- Möglicherweise ein Antikörper-Suchtest (Blutgruppenunverträglichkeit zwischen Mutter und Kind)
- Röteln-HAH-Test (Röteln-Immunität)
- Generell nicht vorgesehen sind der Toxoplasmose- sowie der Listeriose-Test, aber auch der HIV-Test
- Nachweis von Chlamydia-trachomatis-Antigen aus der Zervix (Chlamydieninfektion in der Scheide)
- LSR-Test (Nachweis einer Syphilis)
- Nachweis von HB's-Antigen aus dem Serum (Nachweis von Hepatitis-B-Erregern)
- CTG-Untersuchungen etwa ab der 34. SSW (beim CTG werden die Herztöne vom Kind und die Wehentätigkeit gemessen und auf einem langen Papierbogen ausgedruckt)

Des Weiteren wird eine gründliche Anamnese (Krankengeschichte) erhoben und im Mutterpass festgehalten.

Eine ausführliche Beratung der Schwangeren über Ernährung, Medikamente, Genussmittel, Sport, Reisen, Tätigkeiten, Beruf, Geburtsvorbereitung, Schwangerschaftsgymnastik und Krebsfrüherkennungsuntersuchung sollte danach erfolgen.

Den Mutterpass sollten Sie immer bei sich tragen und zu jeder Vorsorgeuntersuchung mitbringen. Er gehört Ihnen, nicht dem Gynäkologen oder der Hebamme. Sie können ebenfalls Notizen reinschreiben oder sich den Umschlag farbig schön gestalten.

Im Mutterpass finden Sie auch ein sog. Gravidogramm (Übersicht über den Verlauf der Schwangerschaft), welches im Laufe der Schwangerschaft von Ihrer Hebamme/Ihrem Gynäkologen mit Informationen gefüllt wird. Während der Schwangerschaft werden außerdem folgende Untersuchungen durchgeführt:

- Zweiter Ak-Suchtest (24.–27. SSW)
- Anti-D-Prophylaxe (28.–30. SSW) bei Schwangeren mit negativem Rhesusfaktor
- Untersuchung auf Hepatitis B (32.–40. SSW)
- 2–3-mal wird der Hämoglobinwert (hb) ermittelt

*Vaginale Untersuchungen*

Bei der vaginalen Untersuchung werden die erhobenen Befunde festgehalten, d. h. alle Veränderungen am Muttermund, Gebärmutterhals, Lage des Kindes und Position des Kopfes.

*Urinuntersuchungen*

Bei jeder Untersuchung im Rahmen der Mutterschaftsvorsorge werden Sie gebeten, Urin abzugeben. Hierbei wird Ihr Urin auf Sedimente (feste Bestandteile im Urin), Eiweiß, Zucker, Nitrit und Blut untersucht.

## Tipp

Bereiten Sie sich auf die Anamnese bei der Erstuntersuchung vor, sprechen Sie alle Ihnen bekannten Krankheiten und die Ihres Partners an.

Suchen Sie sich eine vertraute geburtserfahrene Person, mit der Sie über all Ihre Fragen, Ängste und Wünsche sprechen können.

Wägen Sie ab, wie viel „Vorsorge" für Sie persönlich wichtig ist und wie viel „Fürsorge" Sie brauchen.

Führen Sie ein Gespräch mit einer Hebamme und entscheiden Sie dann, ob Sie bei ihr die Vorsorgeuntersuchungen vornehmen lassen möchten oder ob Sie sich bei Ihrem Gynäkologen gut aufgehoben fühlen.

Verraten Sie den errechneten Geburtstermin nur Ihrem Partner, allen anderen Personen nennen Sie nur den Monat, in dem das Kind geboren wird. Das erspart Ihnen viel nervende Fragerei rund um den errechneten Termin, die Sie dann nur aus der Ruhe bringt und unter Stress setzt, endlich das Kind zu gebären.

## 2.2 Lernen Sie sich und Ihre Bedürfnisse kennen

Natürlich gibt es unterschiedliche Bedürfnisse – diese sind nicht nur von Mensch zu Mensch verschieden, sondern eben auch bei schwangeren Frauen sehr individuell. Es ist auch wichtig, den unterschiedlichen Bedürfnissen von Frauen, die ihr erstes Kind erwarten und noch berufstätig sind, und von Frauen, die bereits ein Kind oder mehrere geboren haben, Beachtung zu schenken.

Grundsätzlich möchte ich aus Erfahrung sagen: Tun Sie, wozu Sie Lust haben! Wenn Sie keine Lust haben, lassen Sie es sein und haben Sie kein schlechtes Gewissen – Ruhe, Entspannung, Tagträumereien und auch Langeweile gehören in einen ganz normalen Alltag, auch als Schwangere. Sie „müssen“ jetzt nicht zwanghaft nach Dingen suchen, die vermeintlich viele andere Schwangere auch machen, nur um sich und Ihrem Kind etwas „Gutes“ zu tun.

Hören Sie auf die Signale Ihres Körpers: Wenn Sie Durst haben, trinken Sie – und zwar nicht erst in einer halben Stunde, sondern sofort! Und freuen Sie sich über die Signale Ihres Körpers, auch wenn Ihnen am Anfang der Schwangerschaft übel ist – häufig dienen die Signale auch dazu, dass Sie lernen, wieder mehr auf sich zu achten. Wasser trinken ist ein wichtiges Ritual, das es lohnt, während der Schwangerschaft zu beginnen.

Was braucht Ihr Körper, wie verändert er sich im Laufe der Schwangerschaftsmonate? Was tut Ihnen gut?

Nehmen Sie sich ausreichend Zeit für Bewegung und Entspannung – Yoga, Schwimmen oder Tanzen sind Möglichkeiten, sich vor allem während der Schwangerschaft fit zu halten. Schwimmen hat u. a. auch den Vorteil, dass sich Ihr Körper im Wasser schwerelos anfühlt.

Eine Kopfmassage hilft bei Verspannungen im Nacken sowie Kopfschmerzen, und dabei schütten Sie Endorphine (Glückshormone) aus.

Haben Sie Schwierigkeiten, die körperlichen Veränderungen zu akzeptieren? Haben Sie das Gefühl, nicht mehr attraktiv zu sein? Lassen Sie Ihren Partner oder eine Freundin Ihren Bauch bemalen und diesen fotografieren. Erkennen Sie, wie schön Sie und Ihr Bauch sind, wie gut Sie damit aussehen. Kurzum: Entwickeln Sie ein gutes Körpergefühl und positives Körperselbstbewusstsein während der Schwangerschaft. Für die bevorstehende Geburt und die hormonellen Veränderungen nach der Geburt kann dies von großem Vorteil sein.

Entdecken Sie regelmäßige kleine Rituale im Alltag für sich und Ihr Kind. Singen Sie beim Autofahren Kinderlieder, massieren Sie abends den Babybauch mit Ihrem Lieblingsöl ein oder lassen Sie das Ihren Partner tun, gehen Sie spazieren und üben Sie dabei ein Ihnen angenehmes Atemmuster für die Geburt.

## 2.3 Backen Sie einen Ressourcenkuchen

Als ich eine Frau über fast 8 Monate während der Schwangerschaft, der Geburt und des Wochenbetts begleitet hatte, schenkte sie mir bei unserem letzten Treffen einen Kuchen aus Fimo (Knete, die gebacken wird und danach hart ist) mit vielen verschiedenfarbigen Stücken. Sie bedankte sich für unsere gemeinsame Zeit und für all die schönen Ideen, die ich ihr mitgebracht hatte und durch die ihr die Schwangerschaft, die Geburt und die erste Zeit mit ihrem Baby als unvergesslich schöne Erinnerung bleiben wird.

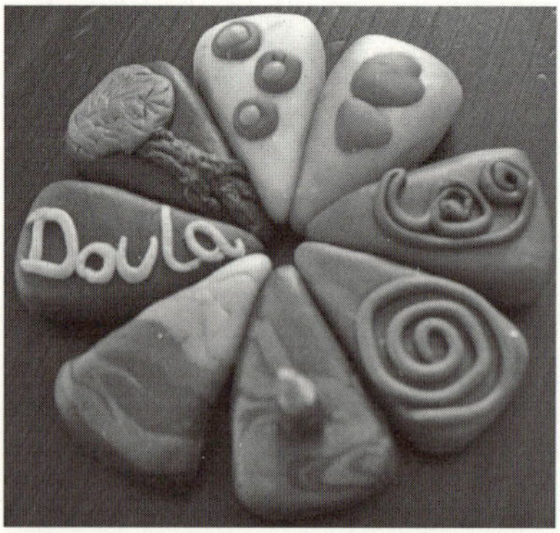


Und ihr Fimokuchen sei auch nicht morgen verspeist, sondern würde auch mich immer an diese Zeit mit ihr erinnern.

Der Ressourcenkuchen ist eine Möglichkeit, herauszufinden, was für Sie persönlich wichtig ist und was nicht. Sie werden merken, über welche Themen Sie sich noch nicht ausreichend informiert fühlen und können diese Lücken füllen. Es sind im „Kuchen“ kleine Ideen und Tipps enthalten, die Sie durch die Schwangerschaft begleiten.

### *Reisen Sie in Ihrer Fantasie*

Unabhängig von den Ihnen zur Verfügung stehenden visuellen Methoden, eine Vorstellung von Ihrem Kind zu bekommen (Ultraschall), bietet sich in der Schwangerschaft auch oft die Gelegenheit, Tagträumen nachzuhängen und sich in der Fantasie auszumalen, wie das Baby im Bauch liegt, wie es wächst, am Finger nuckelt, Schluckauf bekommt oder sich dreht.

Sprechen Sie einen der Tagträume auf Band und hören Sie sich dieses immer dann an, wenn Ihr Alltag wieder mal hektisch und mit Stress verbunden ist und Sie eine kurze Auszeit benötigen. Singen Sie Ihrem Kind Ihr Lieblingslied vor – vielleicht erinnern Sie sich nach vielen Jahren wieder an ein Wiegen- oder Kinderlied, das Sie gerne hörten.

Ebenso wichtig, wie sich in Ihrer Fantasie mit Ihrem ungeborenen Baby zu beschäftigen, ist das Thema Geburt. Beim Gedanken an die bevorstehende Geburt entstehen in Ihnen innere Bilder und Gefühle, die Ihr Erleben der Schwangerschaft beeinflussen.

Haben Sie Angst? Wenn ja, wovor? Vor den Schmerzen? Vor Komplikationen? Vor der Ungewissheit, was auf Sie zukommt?

Oder sind Sie eher freudig erregt? Neugierig? Fühlen Sie sich stark und zuversichtlich?

Haben Sie Zweifel, all dem gewachsen zu sein?

Machen Sie sich bewusst, dass Ihre inneren Bilder zum Großteil aus Ihrem Umfeld entspringen. Ihr Geburtsbild wird im Wesentlichen von der Einstellung Ihrer Mutter und Ihrer eigenen Geburt bestimmt. Dem wichtigen Thema „Die eigene Geburt“ widme ich ein eigenes Kapitel. Das Vertrauen in Ihren eigenen Körper zu stärken und zu lernen, dem neuen Lebensabschnitt und dem bevorstehenden Ereignis in Ihrem Leben zuversichtlich und positiv entgegenzusehen, dafür haben Sie neun Monate Zeit!

Tipp

Malen oder basteln Sie ein positives und selbstbewusstes Bild zur Geburt Ihres Babys und dem Übergang in eine neue Lebensphase als Mutter.

*Holen Sie sich wichtige Informationen ein*

Es ist nicht möglich, im Detail auf alle Fragen während der Schwangerschaft einzugehen, da es einige Themen gibt, die so umfassend sind, dass sie ein ganzes Buch füllen.

Informieren Sie sich früh über die regionalen Angebote für schwangere Frauen und Mütter. Wo können Sie bei Bedarf Hilfe und Unterstützung bekommen? Gibt es eine Vor- und Nachsorgehebamme, Schwangerenyoga, Babypflegekurs, eine Stillberaterin oder eine Trageberaterin in Ihrer Nähe? Gibt es ein Schwangerencafé, Spielgruppen für Babys oder einen Stilltreff? Andere (werdende) Mütter kennenzulernen, sich auszutauschen, zu treffen und sich gegenseitig zu unterstützen ist wohltuend, wünschenswert und hat großes Potential.

Nachdem Sie entschieden haben, ob Sie die Vorsorgeuntersuchungen bei einem Gynäkologen oder einer Hebamme vornehmen lassen, besprechen Sie mit Ihrem Partner, welchen Geburtsvorbereitungskurs Sie belegen möchten. Auch wenn Sie bereits das zweite, dritte oder vierte Kind erwarten, ist ein Geburtsvorbereitungskurs vor allem eine gute Möglichkeit, dass Sie ein Mal in der Woche zwei Stunden Zeit nur mit Ihrem Baby im Bauch verbringen. Zudem bieten einige Hebammen spezielle Kurse für „Mehrgebärende“ an.

Viele Hebammen geben Partnerkurse an drei bis vier Wochenenden oder möchten Sie lieber einen Frauenkurs mit einem oder zwei Partnerabenden besuchen? Bei den beliebten Hebammen sind die Kurse recht früh ausgebucht, deshalb nehmen Sie spätestens in der 20. Schwangerschaftswoche Kontakt mit einer Hebamme auf – ist Ihnen diese unbekannt, bitten Sie um einen Termin und lernen Sie sich kennen.

Sollten Sie sich entschieden haben Ihr Kind zu stillen, ist das sehr erfreulich. Vielleicht haben Sie eine Bekannte oder Freundin, die gerade ein Baby hat und dieses stillt, schauen Sie genau zu und stellen Sie Fragen. Es gibt seit 2009 eine DVD zum Thema Stillen „Mamas Milch“, die Sie mit allen Informationen rund um die Stillzeit visuell versorgt.

Ein weiteres wichtiges Thema, über das Sie sich ausreichend informieren sollten, ist, welches Krankenhaus für Sie infrage kommt. Vielleicht liegt ein aktueller Qualitätsbericht aus, der Auskunft gibt über die Häufigkeit der medizinischen Eingriffe dieser Klinik. Anhand dessen können Sie erkennen, wie die Philosophie dieser Geburtsklinik in Bezug auf eine natürliche Geburt ist. Es gibt auch eine Zertifizierung „Babyfreundliches Krankenhaus“, die bisher nur wenige Kliniken in Deutschland vorweisen können. Diese garantiert, dass sich das Krankenhaus an gewisse Leitlinien (u. a. die der WHO und UNICEF) hält und Sie in Ihrem Wunsch nach einer natürlichen Geburt unterstützt werden. Diese Kliniken bieten die Unterstützung einer professionellen Stillberaterin nach der Entbindung für die Dauer des Klinikaufenthaltes an.

### *Schreiben Sie auf, was Sie bewegt*

Von vielen Müttern habe ich im Laufe der Jahre gehört, dass sich während der Schwangerschaft wahnsinnig viel in ihrem Leben verändert hat, und dieser Prozess gehört dazu: die Wandlung von der Frau zur Mutter.

Um diese Veränderungen festzuhalten, ist es aufregend, ein Tagebuch zu schreiben. Jeden Tag tut sich etwas, jeden Tag fühlen Sie sich anders. Wenn Sie festhalten, wie es Ihnen geht, wann Sie das Baby zum ersten Mal gespürt haben und wie Sie sich fühlen, wird Ihnen bewusst, wie abwechslungsreich, aber auch wie kurzweilig eine Schwangerschaft ist. Es sind so viele aufregende Momente und emotionale Geschichten, die sich in dieser Zeit ereignen.

Es gibt nicht wenige Paare, bei denen während der Schwangerschaft eine große Veränderung ansteht: Ein neuer Job beim Mann, eine größere Wohnung verbunden mit viel Umzugsstress oder familiäre Ereignisse lassen manchmal vergessen, dass sich der eigene Nachwuchs ankündigt. Die Notizen in einem Tagebuch helfen Ihnen, sich darauf wieder zu besinnen.

### *Feiern Sie ein Ritual*

Wir Menschen entwickeln Rituale, um herausragende Ereignisse im Leben zu feiern. Rituale geben diesen Ereignissen Sinn und helfen, Übergänge bewusst und harmonisch zu gestalten. Wandlung erleben Sie in dem Übergang in eine neue, einzigartige Lebensphase von der Schwangerschaft über die Geburt hin zur Mutterschaft.

Wenn Ihnen eines oder mehrere der folgenden Rituale zusagt, wählen Sie diejenigen Menschen aus, mit denen Sie eine starke Verbindung haben und die Ihrem Ritual beiwohnen sollen. Scheuen Sie sich nicht, sie darum zu bitten, das eine oder andere Organisatorische zu übernehmen. Ich habe gelernt, dass solche Treffen sehr verbindend sind, selbst wenn einige der Frauen oder Familienmitglieder im Vorfeld skeptisch waren.

### *Schal, Tuch oder T-Shirt mit Handabdrücken*

Verschiedene Freunde und/oder Familienmitglieder gestalten für die werdende Mutter ein T-Shirt, ein Tuch oder einen Schal, was sie unter der Geburt tragen kann. Dazu werden mit Stoffmalfarbe verschiedene Handabdrücke auf den Stoff gedrückt – als Zeichen der Verbundenheit und des Beistandes!

*Segen vor der Geburt*

An einem Tag versammeln sich mehrere Frauen vor der Geburt des Kindes um die schwangere Frau. Der Raum wird schön vorbereitet und entsprechend gestaltet. Eine selber gestaltete Geburtskerze wird angezündet und von Frau zu Frau weitergereicht. Dabei spricht jede einen Wunsch für die werdende Mutter aus oder teilt mit ihr ein positives Erlebnis von ihrer Geburt.

*Geburtskette*

Jede Frau bringt für die Schwangere eine (oder mehrere) selbst gemachte oder gekaufte Perlen mit und ein Band (eventuell mit Verschluss) zum Auffädeln. Daraus entsteht eine individuelle Kette mit liebevollen und persönlichen Perlen, die alle individuellen Geburtswünsche beinhalten.

*Geburtsfahnen*

Auf kleine Stoffstücke werden Wünsche für Mutter und Kind geschrieben und an ein Band genäht. Diese „Fahnenkette" wird aufgehängt, bis das Kind geboren ist, und später in ein kleines Erinnerungskästchen gelegt.

*Fest der Schwangeren zu Ehren*

Sie können einige Wochen vor der Geburt Ihre Freundinnen und Verwandte einladen und diese bitten, Ihnen etwas mitzubringen, das Sie mental bei der Geburt unterstützen wird. Es sollen keine teuren Geschenke sein, sondern Dinge von symbolischem Wert, beispielsweise Kristalle, Edelsteine, einen Talisman, einen Kranz aus getrockneten Blumen oder ein Duftöl, Tee, Kerzen oder schöne Wollsocken. All diese Dinge werden Ihnen während der Geburt ein Gefühl von Liebe geben und Sie vielleicht an die kraftvolle Energie all der Frauen erinnern, die Sie an diesem Festtag besuchten und

Ihnen viel Glück für die Geburt wünschten. Vielleicht singen Sie gemeinsam zum Abschluss Ihres Festes ein Lied, das Sie aufnehmen und während der Wehen anhören können.

### *Tradition der Ureinwohner Amerikas*

Der Frau werden zu Beginn der Wehen die Füße gewaschen, das Haar gekämmt und ihr werden Blüten ins Haar gesteckt. Es bildet sich ein Kreis von Frauen, in deren Mitte die Schwangere sitzt. Jede Frau aus dem Kreis teilt ihr gute Wünsche für die bevorstehende Geburt mit. Abschließend singen die Frauen „May the Circle be open“ und jede Frau aus dem Kreis schreibt ihren Wunsch für die werdende Mutter auf eine farbige Karte. Alle Karten werden für die Gebärende in ein Erinnerungsalbum geklebt und ihr überreicht.

May the Circle Be Open

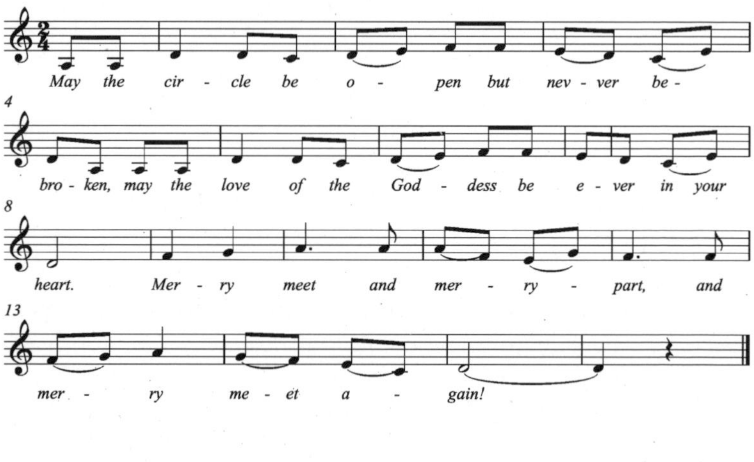
May the cir - cle be o - pen but nev - ver be -
4
bro - ken, may the love of the God - dess be e - ver in your
8
heart. Mer - ry meet and mer - ry - part, and
13
mer - ry me - et a - gain!

### *Spielen Sie das Geburtsspiel*

Das Geburtsspiel wurde von Doulas in Nordamerika entwickelt und kann dazu beitragen, dass Sie sich bewusst mit allen Eventualitäten zur Geburt Ihres Kindes auseinandersetzen. Sie ziehen im Vorfeld einige für Sie und Ihren Partner wichtige Themen heraus, die Sie auch beim Infoabend oder der Anmeldung in Ihrer Geburtsklinik ansprechen können, damit das klinische Personal über Ihre Wünsche bereits vor der Geburt informiert ist.

Sie können sich kleine Kärtchen basteln, auf die Sie dann die Fragen/Aussagen schreiben. Auf die Vorderseite schreiben Sie die eine, auf die Rückseite die andere Variante (zum Beispiel: Vorderseite: kein Kaiserschnitt, Rückseite: Kaiserschnitt). Bilden Sie einen kleinen Stapel und ziehen Sie das erste Kärtchen. Sprechen Sie mit Ihrem Partner in Ruhe über das Thema und versuchen Sie, einander zu verstehen.

Beispiel: Das Kärtchen „Familienzimmer – Mehrbettzimmer" wird gezogen. Welche Vorteile bringt das Familienzimmer, welche Nachteile hat evtl. ein Mehrbettzimmer?

„Frau Schwanger" möchte nicht in ein Mehrbettzimmer und wünscht sich, dass ihr Mann nach der Geburt bei ihr in der Klinik bleibt und sie gemeinsam mit dem Baby die ersten Stunden und Tage verbringen. Ihr Mann wusste das nicht und plante, die Tage nach der Geburt zu arbeiten und seine Frau in der Klinik stundenweise zu besuchen. Er wollte erst dann Urlaub nehmen, wenn sie mit dem Baby 3–4 Tage nach der Geburt nach Hause kommt. Sollten die beiden sich einigen, wäre abzuklären, ob die Klinik ein Familienzimmer hat und ob es buchbar ist oder ob evtl. eine ambulante Geburt (Familie geht 3–6 Stunden nach der Entbindung nach Hause und wird von der Nachsorgehebamme betreut) infrage kommt.

Bitte besprechen Sie sich in Ruhe mit Ihrem Partner und legen Sie die Kärtchen beiseite, zu denen Sie keine einhellige Meinung haben. Notieren Sie diese.

Legen Sie die Kärtchen in einen Kreis, die für Sie definitiv feststehen, an denen sich nichts verändern wird, auch nicht während der Geburt. Notieren Sie diese.

Nun werden Sie bei einigen Fragen/Aussagen merken, dass sich diese unter Umständen im Verlauf der Geburt verändern. Was wäre Ihnen wichtig, wenn sich z. B. plötzlich ein Kaiserschnitt

| | | |
|---|---|---|
| Dauer-CTG<br>–<br>sporadisch CTG | Anwesenheit von Partner/ Vertrauensperson? | Nabelschnur auspulsieren lassen? |
| Musik<br>–<br>keine Musik | Baby bei Mutter – Baby im Säuglingszimmer? | Einleitung<br>–<br>keine Einleitung |
| PDA<br>–<br>keine PDA | Stillen<br>–<br>nicht Stillen | Bewegungsfreiheit während der Geburt – im Bett liegen |
| Kraftgegenstand? | Schmerzmittel<br>–<br>keine Schmerzmittel | Entspannungswanne oder evtl. Wassergeburt? |
| Geburtshaus<br>Hausgeburt<br>Geburtsklinik | Dammschnitt<br>–<br>kein Dammschnitt | Wehentropf<br>–<br>kein Wehentropf |
| Kaiserschnitt<br>–<br>kein Kaiserschnitt | Familienzimmer<br>–<br>Mehrbettzimmer | Plazenta mitnehmen? |
| Code-Wort für PDA? | Türschild? | Baby begrüßen mit ... |

als unumgänglich erweist, Sie diesen vorher aber kategorisch abgelehnt haben? Setzen Sie sich auch mit diesen Themen/Fragen auseinander, denen Sie heute kritisch/ängstlich gegenüberstehen, um für alle Situationen gut informiert zu sein.

Nehmen Sie diese Notizen zur Anmeldung in die Geburtsklinik/ins Geburtshaus mit oder stellen Sie gezielte Fragen bei der Besichtigung eines Kreißsaals bzw. beim Besuch einer Infoveranstaltung der Geburtsklinik.

### *Entdecken Sie Ihre Kreativität*

„Nestbau“ hat nicht nur mit dem Einrichten des Kinderzimmers und Aufbau der Möbel hierfür zu tun. Es werden Wickelunterlagen ausgesucht, Wärmelampen aufgehängt, das Zimmer tapeziert, eine lustige Kinderbordüre aufgeklebt und natürlich Kuscheltiere und ein Mobile gekauft. Nicht zu vergessen das Waschen der gekauften Babykleidung und anschließendes Einsortieren in den Kleiderschrank und die Kommode.

Welche Art von Nestbautrieb könnte noch gemeint sein? Was haben unsere Ahninnen, Großmütter und Urgroßmütter in dieser Zeit getan? Sie haben eine Babydecke, ein Mützchen, Söckchen oder Jäckchen für das Neugeborene aus feiner weicher Wolle gehäkelt oder gestrickt.

Voller Tatendrang hat eine gute Freundin die alte Nähmaschine ihrer Mutter vom Speicher geholt, Stoff gekauft und drauflosgenäht. Sie erzählte mir, dass es ein so wunderbares Gefühl sei, etwas für das Baby zu machen, es sei sehr meditativ, denn während ihrer Tätigkeit sei sie in ihren Gedanken immer bei ihrem Kind. Als ich sie eines Tages besuchte, hing über dem Bettchen ein selbst gebasteltes buntes Mobile, die Himmelvorhänge über dem Bettchen hatte sie aus seidigem Stoff genäht, eine kleine Nachtleuchte aus Lampenpapier stand auf dem Regal und alles war mit so viel Liebe gemacht. Die Vorfreude auf ihr Kind war förmlich spürbar und über der Tür hing ein rosa-weißes Schildchen mit dem Namen ihrer Tochter: Das hatte der Papa gesägt und bemalt.

Es ist dabei gar nicht so entscheidend, was oder wie viel Sie tun und wie perfekt das Ergebnis Ihrer Kreativität ist, sondern die Atmosphäre und die Liebe in einem Kinderzimmer ist der Spiegel Ihrer Seele, Ihrer Vorfreude – und das ist wohl gemeint mit „Nestbau“. Ihr Kind fühlt, wie sehr es ersehnt ist, wie liebevoll, selbst gemacht und gemütlich sein Zimmer hergerichtet wurde.

Vielleicht ist es ein Kissen für den Stuhl, in dem Sie sitzen werden, um Ihr Kind zu stillen, oder ein Bezug für das Stillkissen, den Sie nähen möchten. Vielleicht haben Sie auch Lust auf ein Ritual mit Freundinnen, in dem Sie gemeinsam eine große Kerze verzieren, die während der Geburt und an jedem Geburtstag Ihres Kindes angezündet wird.

In einem „Geburtskästchen“ können Sie für Sie bedeutsame Dinge und Gegenstände sammeln (z. B. Schwangerschaftstest, Räucherwerk, Steine, Federn, Muscheln, Gedichte, Fotos usw.). So beschäftigen Sie sich jedes Mal, wenn Sie Ihr Kästchen öffnen, gedanklich voller Vorfreude mit dem Moment der Geburt.

### *In den letzten Schwangerschaftswochen*

Malen Sie in den letzten zwei bis drei Wochen der Schwangerschaft jeden Tag auf, wo Sie die Tritte des Babys spüren, wo Sie das leichte Krabbeln der Hände wahrnehmen und wie intensiv und häufig diese Bewegungen Ihres Kindes sind. So erkennen Sie die Lage, die Ihr Kind eingenommen hat und ob sie sich nochmals ändert. Ebenso erkennen Sie die Zeiten, in denen Ihr Baby aktiv ist, und können nach der Geburt überprüfen, ob es vielleicht noch eine Weile denselben Rhythmus wie im Mutterleib hat. In den Tagen um den Geburtstermin können Sie dann auf dem Bild einen weich werdenden, sich langsam öffnenden Muttermund malen. Dies ist eine sehr schöne Visualisierungsübung, und vor allem können Sie sich ganz sicher sein, wie ihr Baby im Bauch liegt, wo sein Rücken, wo sein Po und seine Füße und Hände sind, und dies der untersuchenden Hebamme bei Geburtsbeginn mitteilen.

# 3 Der Geburtsort

Wenn ich Sie jetzt fragen würde: Wo sind Sie geboren? Aus Ihren Antworten ergäbe sich eine ganze Landkarte Europas. Wenn ich Sie weiterfragen würde: Wo, nämlich in welchem Haus, sind Sie geboren? Es würde sich das Bild einer tief greifenden Veränderung der Geburtskultur ergeben, das zunehmend von der Medikalisierung der Geburt bestimmt ist: Hausgeburt – Klinikgeburt, Ehebett – Kreißsaalbett. Und wenn Ihre Mutter Sie auf der Flucht geboren hat, was würde sie Ihnen da berichtet haben?

Hanna Strack

Mehr als 96 % aller Babys in Deutschland werden in Kliniken zur Welt gebracht. Und weil nur eine geringe Anzahl der Geburten in den eigenen vier Wänden oder in einem Geburtshaus stattfindet, legen immer mehr Kliniken Wert auf ihr Image. Zum Thema „Natürlich Gebären in Wohlfühlatmosphäre" werden monatliche „Verkaufsveranstaltungen" angeboten, zu der sich zahlreich die schwangeren Frauen nebst Partner einfinden. Denn die Entscheidung über den Geburtsort machen sich werdende Eltern nicht leicht, sie haben hohe Ansprüche und wollen vieles über den Ort wissen, an dem ihr Kind das Licht der Welt erblicken soll.

Bei Ihrer Vorbereitung ist der Geburtsort natürlich von großer Bedeutung. Als Argument für eine Klinikgeburt geben viele die Sicherheit an, die sie dort finden, wenn es Komplikationen während oder nach der Geburt gibt. Ein anderer Grund ist der Trend, Kinder unter medizinisch-technischer Kontrolle zu gebären. Schwangere Frauen kennen oft niemanden, der eine Hausgeburt hatte oder im Geburtshaus war. Es fehlen also persönliche positive Erfahrungswerte aus dem eigenen Umfeld. Auch hören Frauen häufig vonseiten der Familie und des Partners, wenn sie sich über eine Hausgeburt Gedanken machen, wie gefährlich es sei, zu Hause zu entbinden und es wolle ja auch niemand die „Sauerei" anschließend aufräumen. Alle Frauen, die ich persönlich kenne, die eine Hausgeburt hatten, mussten diese Entscheidung massiv gegenüber ihrer Umwelt vertreten und hatten damit leider jede Menge Stress während der Schwangerschaft.

Ich möchte Ihnen an dieser Stelle nicht vermitteln, dass eine Hausgeburt immer die beste Wahl ist, allerdings ist eine Hausgeburtsrate von unter 4 % in Deutschland auch eine Folge der gesellschaftlichen Haltung, die den Mädchen und Frauen in diesem Land mitgegeben wird, noch ehe sie überhaupt schwanger werden. Deshalb wäre es nun ein guter Zeitpunkt, *alle* möglichen Geburtsorte unbefangen und neutral zu betrachten und erst nach Abwägen der eigenen Bedürfnisse und Wünsche eine Entscheidung darüber zu fällen, wo Sie Ihr Baby gebären möchten. Denn es ist *Ihre* Entscheidung, *Ihre* Geburt und das *Erleben* von Ihnen, Ihrem Partner und Ihrem Baby.

Dass der Geburtsort einen hohen Einfluss auf den Geburtsverlauf hat, ist unumstritten. Die meisten Säugetiere bringen ihre Kinder an einem abgeschiedenen Ort im Schutze der Dunkelheit zur Welt. Auch wir Menschen haben angeborene Instinkte, speziell während der sensiblen Phase unter der Geburt! Folgen Sie Ihren Instinkten, verlassen Sie sich darauf, dass sie Ihnen den richtigen Weg zeigen, speziell die für Sie richtige Geburtsposition.

Der Arzt und Autor Michel Odent beschreibt, wie wichtig es ist, dass sich die Frauen in ruhigen und abgedunkelten Räumen während der Wehen und der Geburt aufhalten.

Wie sollte also die Räumlichkeit beschaffen sein, in der Frauen leicht und natürlich gebären?

- Bade- bzw. Duschmöglichkeit, eigene Toilette
- der Raum sollte verdunkelbar sein, auch tagsüber im Sommer
- Privatsphäre (so wenig wie möglich Störungen durch fremde Personen)
- Gemütlichkeit (viele Kissen, Decken, Pezzyball, Seil oder Tuch von der Decke hängend)
- eine Atmosphäre des Besonderen (Kerze, Duftlampe, Musik oder eigene Musikinstrumente)

## 3.1 Das Krankenhaus

Mangels Alternativen im eigenen Umfeld entscheiden die meisten werdenden Eltern, ihr Baby in einer Geburtsklinik zu bekommen. Dies scheint sicher (bei Komplikationen) zu sein und obwohl eine Geburt alles andere als ein medizinischer Notfall ist, fühlen sich heutzutage die meisten Frauen, gerade die Erstgebärenden, in einer medizinisch-technisch überwachten Umgebung am sichersten. Dies hängt häufig auch damit zusammen, dass alle Frauen, die eine werdende Mutter kennt, ebenfalls in eine Geburtsklinik gingen. Die Berichte der Mütter, mit denen ich mich während der Recherchen für dieses Buch unterhielt, gingen in zwei verschiedene Richtungen: Zum einen berichten Frauen, dass es zum Stillstand der Wehen kam, sobald sie die Geburtsklinik betreten hatten. Und andere wiederum berichteten, dass sie sich dann einfach sicherer fühlten, denn sie hatten das Gefühl, von nun an seien sie nicht mehr alleine für die Geburt verantwortlich!

**Katzenfabel**

Geschrieben von Magdalene Weiß, Präsidentin a. D. des Bundes Deutscher Hebammen

„Wir wissen, dass Katzen zum Gebären ungestört sein müssen, an einem dunklen, einsamen Ort, vielleicht vorbereitet mit einer weich ausgeschlagenen Schachtel. Und alle, die Katzen kennen, wissen auch, dass man eine Katze beim Gebären oder ihr Neugeborenes nie stören darf, sonst hören die Wehen auf oder sie nimmt ihre Jungen nicht an.

Und jetzt stellen Sie sich vor, dass vor langer Zeit eine Gruppe von gut meinenden Wissenschaftlern sich vorgenommen hat, das Gebärverhalten von Katzen zu untersuchen.

Sie haben angefangen, Katzen beim Gebären zu beobachten im hell erleuchteten, lauten, modernen Labor. Sie schlossen sie an viele Monitore und Sonden an, umgaben sie mit fremden Technikern, die ständig raus- und reingingen, um alles zu dokumentieren.

Die Studien an den gebärenden Katzen in den hell erleuchteten Kabinen gingen über viele Jahre. Es zeigte sich, dass die Geburtsarbeit unkoordiniert wurde, länger dauerte oder mittendrin aufhörte. Die Katzen waren zunehmend gestresst, ihr Stöhnen und ihre Schreie waren schrecklich. Die Jungen hatten Sauerstoffnot, kamen deprimiert zur Welt und brauchten Reanimation. Da kamen die Wissenschaftler zum Schluss: Es scheint, dass Katzen nicht gut gebären können.

Sie erfanden viele Maschinen, um das Gebären zu verbessern und den Sauerstoffgehalt im Blut der Jungen zu überwachen; sie erfanden Schmerzmittel und Tranquilizer, Wehenmittel und Wehenhemmer und entwickelten Notfalloperationen.

In wissenschaftlichen Papieren berichteten die Wissenschaftler über die Schwierigkeiten der Katzen beim Gebären und gleich-

zeitig über ihre eigene hoch entwickelte, effiziente Geburtstechnologie. Die Medien streuten diese Erkenntnisse und bald brachten alle ihre Katzen zum Gebären ins Labor. Das muss für Katzen der sicherste Platz zum Gebären sein.
Jahre gingen ins Land, die Arbeit der Labors nahm zu, immer neues Personal wurde eingestellt, langsam wurden die Ersten alt und gingen in Ruhestand. Leider wusste die zweite Generation nichts mehr vom ursprünglichen Experiment. Sie wussten nicht einmal, dass das Ganze ein Versuch war. Sie hatten noch nie erlebt, wie Katzen an einem einsamen Platz in einer weich ausgeschlagenen Schachtel ihre Jungen gebären – wieso auch, was für eine gefährliche Idee! Sie waren absolut überzeugt, dass Katzen ohne die Hilfe von viel Technologie nicht gebären können. Sie dachten an die vielen wissenschaftlichen Ergebnisse, die sie in den letzten Jahren gesammelt hatten, und waren sehr zufrieden mit sich selbst, ihrer klugen und guten Arbeit und den vielen Katzen und Jungen, die sie gerettet haben."

Welche Gefühle löst diese Katzenfabel in uns Frauen aus und was sagt sie über unsere Selbstbestimmtheit aus?

Das ist der routinemäßige Ablauf, wenn Sie die Klinik mit Wehen betreten:

- Ankunft, die Hebamme stellt sich vor, Sie geben Ihren Mutterpass und die Versichertenkarte ab
- Sie berichten über den Verlauf der ersten Wehen und wie Sie sich fühlen
- Das CTG wird für mind. eine halbe Stunde angelegt, evtl. findet nochmals eine letzte Ultraschalluntersuchung oder eine erste Vaginaluntersuchung statt; der Befund (z. B. des Muttermunds) wird dokumentiert
- Wenn die Geburt noch am Anfang ist, können Sie Ihr Zimmer auf der Wöchnerinnenstation beziehen und sich dort oder auf dem Klinikgelände aufhalten, um spätestens nach zwei Stunden

wieder in den Kreißsaalbereich zurückzukehren, um weitere Kontrolluntersuchungen vornehmen zu lassen

- Wenn die Wehen in kürzeren Abständen kommen und der Muttermund sich schon gut geöffnet hat, dürfen Sie in den Kreißsaal, um sich dort einzurichten. Ihnen werden ein Entspannungsbad angeboten oder diverse Positionen vorgeschlagen, die nun helfen können, damit die Geburt gut vorangeht
- Im letzten Drittel der Geburt bekommen Sie zumeist das CTG für die Überwachung der Herztöne des Kindes dauerhaft angelegt
- Sollte es zu Wehenpausen kommen oder Sie keine Kraft mehr haben, werden Ihnen alle Möglichkeiten einer Geburtsklinik angeboten, sprich: Wehentropf, Schmerzmittel, PDA (Bitte lesen Sie hierzu auch Kapitel 5.2 Geburtsschmerz annehmen oder ausschalten?)
- Sie bekommen Ihr Baby im Beisein von einer Hebamme, evtl. einer Hebammenschülerin und einer/m GynäkologIn
- Nach der Geburt haben Sie etwas Zeit, Ihr Baby zu begrüßen und vielleicht schon einmal anzulegen, bevor die Plazenta geboren wird. Anschließend werden das Baby und Sie untersucht und Sie bleiben etwa 2 Stunden im Kreißsaal zur Beobachtung. In dieser Zeit wird bei Ihnen Fieber gemessen, Blutdruck gemessen, die postnatale Blutung beobachtet und Sie haben die Möglichkeit, sich frisch zu machen
- Sie werden auf das Stationszimmer gebracht und haben ab jetzt 24 Stunden rund um die Uhr die Stationsschwestern zur Verfügung, die Ihnen bei der Versorgung Ihres Babys helfen, Ihnen beim Anlegen behilflich sind und Ihnen das Essen bringen

Gerne würde ich davon berichten, wie schön es ist, in den großen Geburtskliniken zu entbinden. Jedoch berichten Tausende von Frauen, wie sehr sie sich der Klinikroutine unterwerfen mussten, obwohl sie nicht krank waren, sondern einem Kind das Leben geschenkt hatten. So muss jede fünfte Frau damit rechnen, dass die Geburt eingeleitet wird (spätestens 10 Tage nach dem errechneten Geburtstermin), jede dritte wird während des Geburtsvorgangs Wehenmittel erhalten und mehr als die Hälfte der Frauen erhält Schmerzmittel. Jede dritte Geburt wird operativ beendet. Natürlich gibt es Ausnahmen, z. B. die „Babyfreundlich" zertifizierten Kliniken, aber die Zahlen sprechen für sich.

Innerhalb einer Generation ist die Geburt zu einem technisierten Vorgang geworden. Wählen Sie eine Klinik danach aus, wie liebevoll dort mit Ihnen umgegangen wird und wie sehr auf Ihre Wünsche/Fragen bei einer Infoveranstaltung eingegangen wird.

Wenn Sie sich entschieden haben, in einer Klinik zu entbinden, und ist die Schwangerschaft bisher ohne Komplikationen verlaufen, können Sie erst einmal in Ihrer gewohnten Umgebung zu Hause mit den Wehen umgehen. Verlassen Sie sich darauf, dass Ihr Körper und Ihre Intuition Ihnen sagen werden, wann es Zeit ist, in die Klinik aufzubrechen.

Wenn Sie mit Wehen in der Klinik angekommen sind:

- Fühlen Sie sich wie zu Hause oder im eigenen „Hotelzimmer"
- „Don't disturb" (Bitte nicht stören), wenn Sie und Ihr Partner alleine sein möchten
- Sollten die Wehen eine Pause einlegen, freuen Sie sich darüber und machen Sie einen Spaziergang rund um die Klinik
- Falls genügend Zeit ist, beziehen Sie erst Ihr Zimmer/Familienzimmer auf der Wochenstation und stellen Sie sich vor, wie Sie in wenigen Stunden dort wieder zusammen mit Ihrem Baby sein werden. Freuen Sie sich auf diesen Moment, zünden Sie eine Kerze an, trinken Sie einen Tee und essen Sie eine Kleinigkeit, bevor Sie mit stärker werdenden Wehen in den Kreißsaal „einziehen"
- Suchen Sie im Kreißsaal *Ihren* Platz, an dem Sie sich wohlfühlen (das muss nicht immer das Kreißbett sein)

Anders ist die Situation, wenn Sie eine Geburt im Geburtshaus oder eine Hausgeburt planen. Dort wird die Hebamme evtl. unter Hinzuziehung einer Kollegin die Geburt leiten, mit weitaus weniger Technik auskommen, um den natürlichen Geburtsverlauf nicht zu stören – und sie wird kontinuierlich für Sie und Ihren Partner da sein.

## 3.2 Das Geburtshaus

Jedes Jahr kommen in Deutschland etwa 10.000 Kinder in der gemütlichen Atmosphäre eines Geburtshauses zur Welt. Mehr als der Technik und der ärztlichen Unterstützung im Krankenhaus vertrauen diese Gebärenden dem fachkundigen Beistand der Hebamme, um ihr Kind ungestört zu gebären.

Was sind die Argumente, warum sich Frauen für eine Geburt im Geburtshaus entscheiden?

- Die eigene Wohnsituation lässt eine Hausgeburt nicht zu
- Eine Klinikgeburt erscheint zu anonym
- Sie möchten von Hebammen umsorgt werden, die sie bereits kennen und zu denen sie Vertrauen haben
- Die Räumlichkeiten eines Geburtshauses sind wohnlich ausgestattet
- Sie möchten einige Stunden nach der Geburt wieder nach Hause gehen

Häufig sind Geburtshäuser in der Nähe einer Geburtsklinik, so dass im Notfall die Verlegung nur wenige Minuten dauert.

Es gibt deutschlandweit etwa 100 Geburtshäuser, 65 davon haben sich dem Verein „Netzwerk der Geburtshäuser“ angeschlossen. Weiterhin gibt es Hebammenpraxen, die auch die Möglichkeit einer außerklinischen Geburt mit einer vertrauten Hebamme anbieten.

## 3.3 Zu Hause

Vor 50 Jahren wurden Kinder in Deutschland in der Regel zu Hause geboren. Das änderte sich, als 1964 die Krankenkassen die Kosten für eine Klinikgeburt komplett übernahmen. In derselben Zeit sank die Sterblichkeit von Säuglingen und Gebärenden deutlich. Es lag nahe, einen direkten Zusammenhang zwischen sinkenden Sterblichkeitsraten und der Zunahme von Klinikgeburten anzunehmen. Mittlerweile ist wissenschaftlich nachgewiesen, dass es keinen Zusammenhang zwischen standardisierten Klinikgeburten und sinkender Sterblichkeitsrate gibt. Gute Ernährung und Hygiene, medizinische Grundversorgung für alle, Grundrechte für Frauen und Kinder, Empfängnisverhütung, regelmäßige Vorsorgeuntersuchungen und damit frühzeitige Betreuung von Risikofällen, aber auch eine intensivere Vorbereitung der Schwangeren auf die Geburt, sind die eigentlichen Gründe für die niedrigen Sterblichkeitsraten in den Industrienationen.

### *Warum raten Ärzte/Ärztinnen von einer Hausgeburt ab?*

Sie lernen die Hausgeburt im Rahmen ihrer medizinischen Ausbildung nicht kennen, denn sie kennen Geburtshilfe nur im Rahmen der Klink und dort als medizinisches Ereignis. Also haben sie keine Erfahrung mit Hausgeburt und halten diese deshalb für gefährlich.

Ich lernte während einer Geburtsbegleitung einen Oberarzt kennen und hatte nach der Geburt Gelegenheit, mich mit ihm über die Situation der Geburtshilfe in Deutschland zu unterhalten. Er erzählte mir zu meinem Erstaunen, dass er lange Jahre Geburt als einen für Frauen gefährlichen Vorgang gehalten hatte und leider erst mit den Jahren erkannte, welch großartiger natürlicher Vorgang dies sei, der normalerweise keines medizinischen Eingreifens bedarf. Er bedaure, dass all seine jungen Kollegen und Kolleginnen häufig keine einzige natürliche Geburt erlebt hatten, ehe sie mit der Arbeit auf einer Geburtshilfestation begannen. Ärzte/Ärztinnen in Ausbildung würden sicherlich von einem Praktikum in einem Geburtshaus profitieren. Es wäre eine Reformation der Ausbildung von Ärzten, wenn diese von der Erfahrung und dem Hebammenwissen lernen und im Rahmen ihrer Ausbildung einige natürliche, selbstbestimmte Geburten erleben könnten, um diese Erlebnisse in ihre zukünftige Arbeit zu integrieren – dies könnte dazu führen, dass in einer Geburtsklinik der Geburtsvorgang nicht nur pathologisch betrachtet würde.

Wann und für wen kommt eine Hausgeburt in Betracht und in welchen Fällen nicht?

Eine Hausgeburt ist möglich, wenn Ihre Schwangerschaft ohne Probleme verläuft und eine normale Geburt zu erwarten ist. Dies gilt auch für Schwangere über 40 und Erstgebärende.

Die Geburt in der Klinik wird empfohlen, wenn bei Mutter und Kind problematische Befunde vorliegen, beispielsweise eine Stoffwechselstörung, bei Bluthochdruck oder einer Frühgeburt.

**„Schatz, ich möchte eine Hausgeburt"**
von Antje Stulz

Eine schwangere Frau wollte ihr 4. Kind zu Hause gebären, ihr Mann war von dieser Idee nicht überzeugt, daher schrieb sie an ihn folgende Zeilen:

„Ich wünsche mir für die Geburt einen ruhigen, vertrauten Raum, eine verständnisvolle Geburtsbegleitung und die Möglichkeit, mich so zu geben, wie ich es für richtig halte – mich zu bewegen, wie ich möchte, zu schreien und zu stöhnen, wenn es mir hilft, oder auf allen Vieren auf dem Boden zu krabbeln, wenn die Schmerzen dadurch erträglicher werden. Ich möchte meine Familie um mich oder doch zumindest in der Nähe haben und vor allen Dingen dich. Ich möchte mich an dir festklammern, wenn ich im Wehental zu versinken drohe, ich möchte von dir gehalten werden, ich möchte, dass du meinen Bauch streichelst und mir etwas zu trinken gibst, dass ich deine Hand drücken und mich an dich lehnen kann. Ich möchte unser Kind mit unseren Händen auffangen und ich möchte, dass du die Nabelschnur durchtrennst, wenn es soweit ist. Ich möchte dieses Wesen sanft und ruhig begrüßen ohne Neonlicht und Krankenhaushektik. Deshalb möchte ich es zu Hause zur Welt bringen und nicht von einem anmaßenden Assistenzarzt „entbunden werden" – entmündigt und auf die Funktionen meiner Gebärmutter reduziert. Doch du bist skeptisch. Darum möchte ich, dass du über Folgendes nachdenkst, denn ich muss das Kind gebären, aber du, du musst es zeugen. Sicher hast du deine Vorstellungen davon, wie das vor sich gehen soll. Doch decken sich deine Vorstellungen mit dieser Vision einer aktiven, überwachten und geplanten sicheren Empfängnis?

Um ein optimales Sichtfeld zu gewährleisten, wird der gesamte Raum in grelles Neonlicht getaucht.

Der Boden und die Wände sind gefliest, falls es unkontrollierte Sauerei gibt.

Das Bett ist so hoch, dass die anwesenden Ärzte und Spezialisten bequem zusehen können.

Die zu begattende Frau wird vor dich auf den Rücken gelegt. Andere Positionen sind nicht vorgesehen.

Die 4 oder 5 Spezialisten (überwiegend Frauen), die um das Bett herumstehen, sehen genau zu, was du da machst, um dich beim kleinsten Fehler zu korrigieren.

Sie geben dir das Startsignal und weisen dich an, welche Haltung du einnehmen sollst.

Hältst du dich nicht an ihre Vorschriften, drohen sie mit dem Abbruch des gesamten Vorgangs.

Sie sagen dir genau, in welchem Winkel du deinen Penis in ihre Vagina einführen sollst. Weichst du davon ab, wirst du korrigiert.

Sie sagen dir genau, wie schnell, wie oft, wie fest und wie lange du zustoßen sollst und wie du atmen musst.

Du sollst keinesfalls stöhnen oder schreien, weil das zu viel Energie verschwenden würde, die für den eigentlichen Vorgang gebraucht wird.

Sie führen Statistiken über die exakte Zeitdauer, die normalerweise benötigt wird vom Beginn der Prozedur bis zum Orgasmus.

Sie geben dir diesen Zeitraum plus/minus 5 Minuten. Ist es dann nicht vollbracht, schneiden sie evtl. deine Vorhaut ein, damit sie sich weiter zurückziehen lässt. Das ist schonender für deine Eichel, das weiß die Oberärztin aus Erfahrung.

Sie legen dir von Anfang an einen Zugang zu deinen Venen, damit sie dir, falls das Zeitlimit überschritten wird, Medikamente spritzen können, die dich das Ziel schneller erreichen lassen.

Falls deine Erektion einen Moment lang nachlässt, versehen sie deinen Penis mit einem Ring, um den Blutfluss zu verstärken. Sie sind nicht zimperlich, geschieht doch alles zu deinem Besten.

Dein Blutdruck wird überwacht, deine Herzfrequenz, deine Atmung und dein Puls. Weichst du von ihren Statistiken ab, erhältst du korrigierende Medikamente.

Dir wird ein Einlauf verpasst, damit der Druck deines Darmes nicht deine Tätigkeit beeinträchtigt.

Du darfst weder essen noch trinken, falls das Sperma operativ geholt werden muss.

Schaffst du es nicht in der von ihnen vorgegebenen Zeit zu ejakulieren, dann wird dir ein Röhrchen eingeführt und das Sperma abgesaugt. Das ist besser für dich und das Sperma.

Ist der Akt vollzogen, wirst du angewiesen, sofort deinen Penis zurückzuziehen, selbst wenn er noch zuckt. Er wird gewaschen und mit einem Frotteehandtuch abgerubbelt.

Na, hast du (noch) Lust?“

## 3.4 Statistiken

Die Gesellschaft für Qualität in der außerklinischen Geburtshilfe (QUAG e. V.) dokumentiert und veröffentlicht seit 1997 die Qualität der Versorgung bei Geburten in häuslicher Umgebung, im Geburtshaus oder in Hebammenpraxen. Die jüngsten Testergebnisse belegen: Eine außerklinische Geburt ist sicher.

Die Analyse basiert auf einer repräsentativen Datengrundlage von 42.154 Geburten aus den Jahren 2000 bis 2004. Darin sind alle außerklinisch begonnenen Geburten erfasst. Die Ergebnisse decken sich mit internationalen Studien. Hier einige Zahlen aus der aktuellen Studie:

Jede dritte Frau gebar ihr erstes Kind zu Hause oder im Geburtshaus. Das zeigt: Auch für Erstgebärende ist die außerklinische Geburt sicher.

83,6 % der Erstgebärenden und 95,6 % der Mehrgebärenden benötigten während der Geburt keine Schmerzmittel oder Spasmolytika (Mittel zum Entkrampfen).

In 12,5 % aller Fälle war eine Verlegung in die Klinik notwendig. Der häufigste Grund dafür war ein Stillstand in der Eröffnungsphase der Geburt. Nur 1 % aller Geburten wurde eilig verlegt.

In die Klinik wurde die Gebärende grundsätzlich von der Hebamme begleitet. Dort wurde sie meist von einer anderen Kollegin und dem ärztlichen Team weiter betreut.

Die Kaiserschnittrate lag bei 4 %, bezogen auf alle in dieser Studie erfassten Geburten.

Die Dammschnittrate aller in der Studie erfassten Geburten (inklusive der in die Klinik verlegten vaginalen Geburten) beträgt 5,8 %.

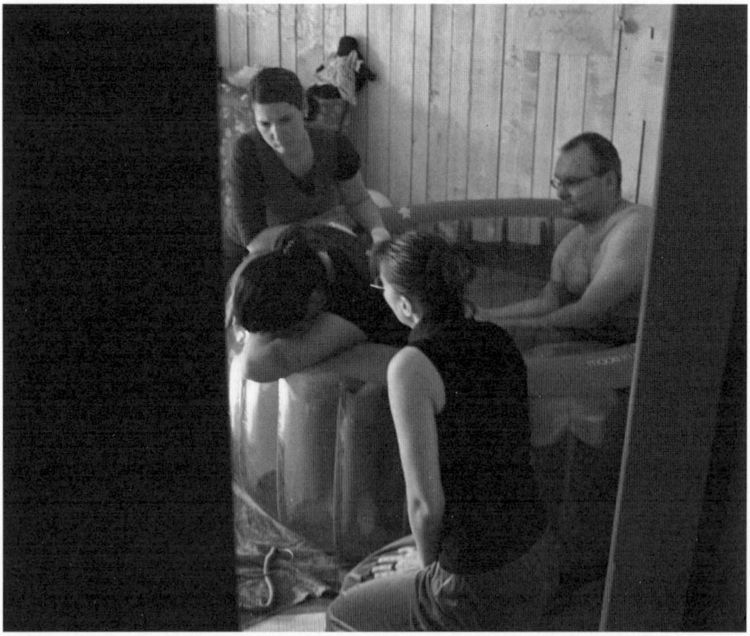

# 4 Die Geburtspartner

Die Geburt ging über 26 Stunden. Das war nicht so problematisch für mich, da ich mich zwischendurch immer wieder ausruhen konnte. Was mich furchtbar nervte, war, dass ich ständig eine neue Hebamme, Hebammenschülerin oder Ärztin vor mir hatte, die mich mit ihren Fragen oder Infos darüber, was sie jetzt als Nächstes ‚empfehlen' würden, völlig aus dem Rhythmus brachten. Ich hatte gar keine Energie dafür, mich ständig auf neue Menschen einzulassen.

Nadine

Für die Gebärende ist der Geburtspartner der Anker in stürmischer See. Ruhig und zuversichtlich zu bleiben ist die wichtigste Eigenschaft, über die ein(e) Geburtspartner/in verfügen muss.

Werdende Väter, Freundinnen, Mütter, Tanten, Hebammen, Ärzte und Doulas, alle Personen, die als Geburtspartner in Frage kommen, die werdende Mutter zu begleiten und zu unterstützen, sollten die gebärende Frau stärken, ermutigen, trösten – damit sie ihren eigenen Weg findet, sich dem natürlichen Geburtsgeschehen hinzugeben.

Ich möchte nun auf die drei am häufigsten anzutreffenden Partner unter der Geburt eingehen und fragen: Welche Rolle nimmt der jeweilige Geburtspartner meistens ein? Könnte seine oder ihre Begleitung auch anders ablaufen? Als vierter Geburtspartner kommt die Doula hinzu, deren Arbeit ich Ihnen hauptsächlich über Erfahrungsberichte veranschaulichen möchte.

## 4.1 Der werdende Vater

> „Ich wollte nicht, dass er irgendetwas Bestimmtes tut. Ich wollte auch nicht angeleitet werden und gesagt bekommen, was ich machen soll. Ich wollte mich nur darauf verlassen, dass er mich nicht alleine lässt, und in seine Augen schauen, wenn ich aus jeder Wehe wieder auftauche." (anonym)

Der Lebenspartner ist für die gebärende Frau eine wichtige vertraute Person; jedoch erleben Männer die Geburt ebenso als Ausnahmesituation und fühlen sich häufig in der fremden Umgebung unwohl. Ein engagierter, bemühter Vater kann bei der Verständigung mit dem Klinikpersonal behilflich sein und die werdende Mutter emotional unterstützen. Doch die Klinikroutine bewirkt leicht, dass selbst der entschlossenste Mann sich dem Kliniksystem anpasst und der Frau dann nicht die Unterstützung bietet, die sie braucht.

Obwohl es äußerst selten vorkommt, dass werdende Väter während der Geburt umkippen, wird die Angst davor subtil geschürt. Die Autoren Bettinger und Kößler, selbst Väter, haben sich den Empfindungen von Männern während Schwangerschaft und Geburt und dem Erleben der Vaterschaft angenommen und berichten, Versagensängste in Bezug auf die Geburtssituation seien bei Männern weit verbreitet. Ihre intensiven Gefühle wären oft auch Ausdruck der erlebten Hilflosigkeit. Viele Männer sind bei der Geburt beeindruckt von der Kraft und der weiblichen Stärke, die sie bei ihrer Frau wahrnehmen.

Männer sind naturgemäß sehr nervös, wenn es um Angelegenheiten geht, die sie selbst nicht unter Kontrolle haben. Und der Geburt des eigenen Kindes beizuwohnen ist durchaus ein plausibler Grund, nervös zu sein. Doch ist der werdende Vater nervös, kann sich dies auf die Gebärende übertragen und sich somit negativ auf den Geburtsverlauf auswirken. Hilfreich wäre hier vielleicht ein männliches „Geburts-Mantra“, das lauten könnte: „Der Körper meiner Frau weiß, wie Gebären funktioniert und ich vertraue darauf.“

Eine andere Verhaltensweise von Männern fällt auf, sobald sie zusammen mit ihrer Frau die Geburtsklinik betreten: Werdende Väter tun häufig alles für eine gute Stimmung mit dem Klinikpersonal, sind höflich und entgegenkommend. Dabei sind sie mit dem Vorsatz in die Klinik gekommen, ihre Frau zu unterstützen, doch die Atmosphäre im Kreißsaal und die augenscheinliche Autorität der Ärzte und Hebammen schüchtern sie ein, so dass sie sich unterordnen. Oft sind werdende Väter nicht damit einverstanden, wie ihre Frauen behandelt werden, doch ihre Erziehung hat sie gelehrt, ihre Gefühle zu unterdrücken und gute Miene zum bösen Spiel zu machen. Das Klinikspiel bedeutet, mit dem Medizinsystem gemeinsame Sache zu machen.

Es gibt viele Männer, die ganz wunderbar ihre Aufgabe als Geburtspartner wahrnehmen und im Nachhinein stolz auf ihre Frau und sich selbst sind, dass sie gemeinsam die Geburt ihres Kindes erlebten. Doch wir sollten auch akzeptieren, wenn sich Männer bei dem Gedanken an eine wehende Frau und Geburtsschmerzen unwohl fühlen oder wenn sie bereits eine negative Geburtserfahrung erlebt haben und deshalb nicht bei der Geburt dabei sein möchten. Jede Empfindung ist „richtig“, sollte offen angesprochen werden und weder das eine Verhalten sollte auf- noch das andere abgewertet werden.

Ich habe in meiner Arbeit als Doula Männer während der Geburt erlebt, die sich zusammen mit ihrer Partnerin von dem Geburtsgeschehen haben tragen lassen und die großes Vertrauen in die Stärke der werdenden Mutter hatten, dass sie ihr gemeinsames Kind natürlich gebären wird.

Als Geburtspartner sollten Sie Einfühlungsvermögen, Ruhe und Zuversicht ausstrahlen, Humor, Zärtlichkeit, Vertrauen, liebevolle Berührungen und Massagen schenken.

**Geburtsbericht eines Vaters**

Ich war mir nicht sicher, ob ich mit zur Geburt gehen sollte, tat es dann aber meiner Frau zuliebe. Ich wollte sie nicht alleine lassen und ich hatte auch schon vorher Berichte anderer Männer gehört, die davon schwärmten, wie großartig die Geburt ihres Kindes gewesen sei – das wollte ich mir natürlich nicht entgehen lassen. Mit den ersten Wehen kamen wir in die Klinik, die Wehen waren zu schwach und nach einiger Zeit bekam meine Frau einen Wehentropf – zwischendurch kam eine Hebamme, betrachtete das CTG, sagte, es ginge jetzt gut voran und verließ einige Minuten später den Kreißsaal, bis sie nach einer halben Stunde wiederkam und meine Frau ermunterte, sich etwas zu bewegen. Zwischendurch die obligatorische Vaginaluntersuchung, die uns wissen ließ, dass es noch dauern würde, ehe wir unser Kind in die Arme schließen konnten. Es war ein unpersönlicher Ort mit fremden Menschen, irgendwie hatte ich gar nicht das Gefühl, dass ich dazugehöre. Meine Frau war verzweifelt, weinte, wurde ungeduldig. Der Wehentropf wurde höher gestellt, die Wehen wurden intensiver, meine Frau schrie und ich war gefangen in meiner Hilflosigkeit. Die Hebamme riet „uns“ zu einer PDA. Dann hatten wir endlich eine Pause, meine Frau solle sich etwas ausruhen, meinte die Hebamme, als sie an mir vorbeiging und den Raum verließ. Wir warteten und warteten. … Nichts mehr von Vorfreude und Optimismus, eine natürliche Geburt zu erleben. Das hatten wir uns alles ganz anders vorgestellt. Keine Privatsphäre, wir waren hier „Kunden". Zumindest fühlte ich mich so. Die PDA hörte auf zu wirken, der Muttermund war bei 8 cm. Die knappe Anweisung der Hebamme: Meine Frau solle jetzt die Zähne zusammenbeißen, der Weg wäre nicht mehr lang. Wir waren in einer Ausnahmesituation, völlig ausgeliefert, gar nicht mehr die fröhlichen, werdenden Eltern. Es ging nur noch darum, die Geburt irgendwie hinter sich zu bringen. Ich stand hinter dem Kreißbett, hielt den Kopf meiner Frau und sie hielt sich die Beine, die sie in den kurzen Wehenpausen fallen ließ – alles an ihr zitterte, sie hatte einen schrecklich verzerrten, verzweifelten Gesichtsausdruck. Und das sollte der Zauber, die Magie der Geburt sein, den viele Menschen beschrieben, die schon Kinder bekommen hatten? Zwischen den Beinen meiner Frau kam der Kopf zum Vorschein, die Hebamme gab ihr Anweisungen, sie schrie nur noch! Selbst wenn ich etwas hätte tun können, ich hätte mich nicht mehr bewegen können. Ich war wie gelähmt – mir tat meine Frau leid und auch mein Kind. … Endlich war es geschafft – irgendwie glücklich und stolz, irgendwie leer. … Einen kurzen Moment Ruhe, dann Nabelschnur durchschneiden, Kind vermessen und anziehen, meine Frau wurde von der Assistenzärztin genäht, weil sie während der Geburt im Schambereich gerissen war. Sie ließ auch diese schmerzhafte Prozedur über sich ergehen. … Nach einer mir endlos erscheinenden Zeit wurden wir in den kleinen Nebenraum gebracht, wo wir zum ersten Mal unsere „Dreisamkeit" erleben konnten, staunend und unendlich gerührt unsere Tochter betrachteten. Diese Geburtserfahrung war völlig anders, als wir uns vorbereitet hatten und ich weiß heute noch nicht, ob ich noch mal eine Geburt erleben möchte und ob ich meiner Frau wirklich eine Hilfe war.

## Tipp

Hören Sie beide in sich hinein, wenn es um die Entscheidung geht, ob Ihr Partner zur Geburt mitkommt. Was erwarten Sie? Was erwartet Ihr Partner?

Für manche Frauen ist es obligatorisch, dass der Partner unter der Geburt mit dabei ist. Entsprechend fühlen sich manche Männer dazu gedrängt. Doch was, wenn der Partner nicht mit will? Sprechen Sie offen darüber, auch über Ihre Ängste. Und respektieren Sie es, wenn Ihr Partner Sie nicht begleiten möchte.

## 4.2 Die Hebamme

Althochdeutsch Hev(i)anna, „Ahnin/Großmutter, die das Neugeborene aufhebt/hält", ist die Berufsbezeichnung für Frauen, die das Geburtsgeschehen während der Schwangerschaft, der Geburt und im Wochenbett betreuen.

Über Jahrhunderte hatten Männer keinen Zugang zur Geburtshilfe, diese lag ausschließlich in den Händen von Frauen – den „Weisen Frauen". In vielen Kulturen ist das heute auch noch so. Das Wissen der „Weisen Frauen" führte im Mittelalter zu großer Verunsicherung vor allem unter den Ärzten und Kirchenfürsten. Hebammen waren in dieser Zeit ganz besonders stark von der Hexenverfolgung betroffen. Man traute ihrer Kunst nicht und hatte Angst vor ihnen und ihrem Wissen.

Im 16. Jahrhundert wurde das Hebammenlehrbuch „Die swangern Frawen" herausgegeben, darin enthalten waren u. a. Zeichnungen zur Geburtsposition des Kindes (Fuß- oder Kopflage). Die Hebammen hatten jedoch keine praktische Ausbildung, erst recht keine akademische, ihr Wissen wurde mündlich weitergegeben. Erst im 18. Jahrhundert befassten sich Mediziner mit der Geburtshilfe und erfanden die ersten Instrumente, beispielsweise die Geburtszange, die auch nur von Ärzten benutzt werden durfte. 1741 bot die Universität Halle erste Kurse in Geburtshilfe an. In dieser Zeit sind die Hebammen in der Geburtshilfe mehr und mehr von den Medizinern verdrängt worden, was durch Ärzte wie Leboyer in den 1970er- und 1980er-Jahren deutlich kritisiert wurde. Seitdem vertreten viele Menschen die Meinung, dass eine natürliche Geburt kein ärztliches Einschreiten erfordert. Erst in den letzten Jahrzehnten wird Geburtshilfe nicht mehr als Hoheitsgebiet der Chirurgie betrachtet und Leboyers Grundgedanke der „Sanften Geburt" führte die Gebärenden in die heutigen Kreißsäle, die neben Wassergeburt, homöopathischer Unterstützung und Aromatherapie auch einen natürlichen und liebevollen Weg für Mutter und Kind ermöglichen – begleitet durch eine Hebamme.

> Hebammen verstehen Schwangerschaft und Geburt als natürliche Lebensvorgänge, die im Regelfall keine medizinische Überwachung oder Intervention erfordern.

Die Hebammenarbeit unter der Geburt umfasst: Die Hebamme begleitet und unterstützt die Gebärende und deren Partner durch Zuspruch, Massagen und Anleitung. Sie erkennt und dokumentiert durch Untersuchungen/Beobachten den Geburtsverlauf. Und sie unterscheidet zwischen normalem und pathologischem Verlauf, dazu gehört, die Herztöne zu hören und zu beurteilen sowie Vitalzeichen der Gebärenden zu untersuchen (Blutdruck, Temperatur etc.). Sie bereitet die Geburt vor, legt warme Tücher für das Baby und Kompressen für den Dammschutz zurecht und leitet die Austreibungsphase. Anschließend unterstützt sie das erste Bonding und betreut die Plazentageburt, prüft und beurteilt die Plazenta auf Vollständigkeit, um starke Nachblutungen auszuschließen. Sie ist beim ersten Anlegen des Babys behilflich, beurteilt die postnatale Blutung und übernimmt die U1 des Babys.

Mitunter muss eine Hebamme in der Geburtsklinik mehrere Gebärende gleichzeitig betreuen, obwohl es ideal wäre, wenn eine

Hebamme für eine Gebärende während der Geburt da ist. Hebammen plädieren deshalb für eine Eins-zu-eins-Betreuung in den Kliniken, d. h., jede Gebärende sollte kontinuierlich von einer Hebamme betreut werden können.

Viele Hebammen in Deutschland sehen das Dilemma in den Kreißsälen: Mit wenig Personal sollen sie alle möglichen Aufgaben übernehmen, die mit der eigentlichen Hebammenkunst und ihrem Wissen, Frauen während Schwangerschaft und Geburt zu unterstützen, nichts mehr gemein haben. In vielen großen Kliniken in Deutschland fungieren die Hebammen als medizinisch-technisches Hilfspersonal der Ärzteobrigkeit.

Dazu schreibt der Bund deutscher Hebammen in seiner Pressemitteilung vom 23. 10. 07: „Die Situation in den deutschen Kreißsälen ist derzeit sehr angespannt und die Stimmung unter den Hebammen droht zu kippen. Wenn das Ziel von geburtshilflichen Einrichtungen nur darin besteht, den Arbeitsalltag möglichst ökonomisch zu gestalten, dann werden Kreißsäle zu Gebärfabriken."

Der Konflikt zeigt, dass die Ökonomie im Krankenhaus offenbar nach Gesichtspunkten funktioniert, die der Geburtshilfe widersprechen. Der Wunsch der Frauen und Paare nach Zuwendung, Geborgenheit, Ungestörtheit und die Gewissheit, dass ihnen eine Hebamme zur Seite steht, kollidiert mit betriebswirtschaftlichen Interessen. Es ist davon auszugehen, dass bis zum Jahr 2030 die Hälfte aller geburtshilflichen Abteilungen geschlossen wird. Die Konkurrenz ist groß und viele Häuser setzen auf Marketing und Personalabbau, um wettbewerbsfähig zu bleiben.

Auf der anderen Seite wird deshalb den Schwangeren alles angeboten, was im Trend der Zeit liegt: Wassergeburt, Akupunktur, Familienzimmer, Homöopathie, eine 1:1-Betreuung – alles ist zu haben. Ein eklatanter Mangel besteht allerdings an Hebammen, die die schillernden Versprechen umsetzen sollen. Trotz der ständigen Erweiterung des geburtshilflichen Angebots und eines steigenden Zeitbedarfs für Dokumentation und administrative Aufgaben wird weiter an der Personalschraube gedreht. „Vom Ideal, dass jede Frau unter der Geburt von einer Hebamme betreut wird, die ansonsten von anderen Aufgaben freigestellt ist, sind wir weiter denn je entfernt“, so Helga Albrecht, die Präsidentin des Bundes Deutscher Hebammen. „Letztendlich haftet die Hebamme, falls es aufgrund der Überlastung zu Fehlverhalten kommt“, so die Präsidentin weiter.

Eine neuere Entwicklung von engagierten Hebammen finden wir im „hebammengeführten oder hebammengeleiteten Kreißsaal“. Dort kümmert sich eine Hebamme kontinuierlich um die Gebärende und es finden keine permanenten Routineuntersuchungen statt.

Dies könnte ein zukunftsträchtiges Modell sein: Die Hebamme ist für die Gebärende und den natürlichen Geburtsverlauf da und nur im Notfall wird auf das medizinisch-technische Know-how der Ärzte zurückgegriffen.

Während der Geburt ist die Hebamme eine sehr wichtige und kompetente Geburtspartnerin.

Jedoch wird Ihre Vorstellung von einer kontinuierlichen Begleitung durch eine Hebamme während der gesamten Geburtsdauer nur bei einer Geburt im Geburtshaus oder bei einer Hausgeburt wirklich realistisch sein. In der Klinik wird der Schichtdienstwechsel dafür verantwortlich sein, dass Sie während der Geburt mehrere Hebammen kennenlernen.

### Tipp

Die Chemie sollte zwischen Ihnen und der Hebamme stimmen. Sollten Sie das Gefühl haben, dass Sie mit der Hebamme gar nicht klarkommen, fragen Sie nach einer Kollegin. Das ist für beide Seiten die bessere Lösung.

Gerade wenn Sie eine Geburt im Geburtshaus oder zu Hause planen, werden Sie zu Ihrer Hebamme bereits während der Schwangerschaft ein Vertrauensverhältnis aufbauen.

### *Abgrenzung Hebammen – Ärzte*

Silke Gieseler, Hebamme und Mutter dreier Kinder, beantwortet die Frage: „Worin nun besteht der Unterschied zwischen einem Arzt und einer Hebamme?“ damit, dass der Arzt Medizin studiert hat, um Krankheiten zu diagnostizieren und dann zu therapieren. Er ist in erster Linie dafür zuständig, kranke Menschen zu heilen.

Eine Hebamme hat mit Krankheit und Medizin erst mal wenig zu tun. Wenngleich die sehr fragwürdige Tendenz bei Hebammen besteht, es mit alternativen Heilmethoden dem Arzt gleichzutun und der Frau durch verschiedene Therapien wie Bachblüten, Akupunktur, Homöopathie, Reiki, Fußreflexzonentherapie u. v. m. bis hin zu Hypnose das Gefühl zu geben, ohne diese ganzen Anwendungen wäre auch sie nicht in der Lage, gut durch die Schwangerschaft zu kommen und ihr Kind zu gebären.

Die Hebamme hat in ihrer Ausbildung die physiologischen Vorgänge im Körper gelernt und auch ihre Abweichungen, um Krankheiten sehr wohl erkennen zu können. Wenn also eine Schwangere über schwangerschaftsunübliche (oder auch pathologische) Beschwerden berichtet, wird die Hebamme sie dann zum Arzt weiterleiten. Hier erst beginnt seine Profession. Eine Schwangerschaft, die nicht gestört wird, ist allerdings in über 90 % der Fälle nicht krank, sondern ein ganz gesunder, sehr erfreulicher Zustand.

### *Zusammenarbeit von Hebammen und Doulas*

„In früheren Kulturen war es üblich, dass eine Gebärende mehrere Frauen um sich hatte, denn es gab wirklich viel zu tun. Damit das auch heute für niemanden stressig wird, ist es eigentlich schön, wenn da eine Frauengemeinschaft vorhanden ist. Das gibt der Gebärenden Geborgenheit.

Meine Erfahrungen als Hebamme, wenn Doulas die Geburt mit begleiten, sind sehr positiv. Als verantwortliche Hebamme erlebe ich dadurch auch eine Entlastung, weil ich weiß, da ist noch jemand, die den Rücken der Frau massiert und sich um diese kümmert, während ich zum Beispiel in Ruhe Dinge für die Geburt vorbereiten oder meine Dokumentation schreiben kann.

Es war immer völlig klar, dass ich die Hauptverantwortung für den Geburtsverlauf trage, und ich habe vonseiten der Doulas immer eine große Solidarität und auch Unterstützung für meine Hebammenarbeit empfunden. Von daher habe ich Doulas nicht als Einmischung oder Störung erlebt, sondern wirklich als Unterstützung für das gesamte Geburtsteam. Und da ich selbst als Referentin in der Doula-Ausbildung von Melanie Schöne integriert bin, weiß ich, dass das so auch in der Ausbildung der Doulas weitervermittelt wird. Als Fazit kann ich sagen: Eine Doula unterstützt und ergänzt das Geburtsteam und hält der Hebamme den Rücken frei. Somit bekommt die Gebärende mehr Zuwendung, was sich durchweg positiv auf den Geburtsverlauf und die Zeit danach auswirkt.“ (Elisabeth Braasch)[2]

## 4.3 Die Ärzte

Schwangerschaft und Geburtshilfe wurden in den letzten Jahrzehnten „professionalisiert“. Dabei werden Schwangerschaft und Geburt vom natürlichen Geschehen weg zum potentiell krankmachenden Risikogeschehen hingeführt, das für ein erfolgreiches Ergebnis (also ein gesundes Kind) vor allem medizintechnischer Kontrolle und ärztlicher Begleitung bedarf. Der Gesundheitswissenschaftler Bernard Braun weist in der „GEK-Schriftenreihe zur Gesundheitsanalyse“ zum Thema „Geburten und Geburtshilfe in Deutschland“ darauf hin, dass der Prozess der Medikalisierung, Medizinierung und Risikokommunikation über eine Vielzahl von Stufen und Dimensionen verläuft.

---

2 Elisabeth Braasch ist Hebamme in Karlsruhe. Sie ist Jahrgang ’59, Mutter von zwei Kindern, freiberufliche Hebamme seit 1984, 25 Jahre Hausgeburtshilfe, Seminarleiterin für Geburtsvorbereitung, Wochenbettpflege und pränatale Psychologie, Yoga-Lehrerin in Ausbildung.

Es beginnt damit, dass durch entsprechende Kriterienkataloge mittlerweile drei Viertel der Schwangeren in Deutschland als Risikoschwangere eingestuft werden und dass diesen schwangeren Frauen zahlreiche tatsächlich oder auch nur vermeintlich risikomindernde Vorsorgeuntersuchungen angeboten werden.

Univ.-Doz. Dr. Alfred Rockenschaub[3] bringt die Problematik auf den Punkt: „Trotz aller gegenteiligen Beteuerungen besteht zwischen der modernen Geburtsmedizin und der alten Entbindungskunst eine große Kluft. Denn es geht um Gegensätze: Die Hebammen setzen auf Anleitung und Hilfe, die Geburtsmediziner auf Kontrolle und Vorordnung. Es geht um die prinzipielle Frage: gewissenhafte Hilfe oder anmaßende Wissenschaft?"

Dr. Rockenschaub führte an seiner Hebammenklinik über 20 Jahre Studien durch und stellte fest: „Bei mehr als 44.500 Geburten gab es lediglich 1,3 % Kaiserschnittgeburten und 3,1 % Zangen- oder Saugglockengeburten. Im Vergleich dazu erreichen die großen Geburtskliniken in Deutschland heute (Stand 2009) eine Kaiserschnittrate von über 25 %, in manchen Privatkliniken sogar über 70 %. Per Saugglocke/Zange werden durchschnittlich 5 % der Geburten beendet."

Dr. Rockenschaub weiter: „In den letzten Jahren ist die durchschnittliche Kaiserschnittfrequenz in Deutschland und Österreich auf über 20 % gestiegen, nicht zuletzt infolge der vielfach nach Gutdünken und Laune eingeleiteten Geburten. Zurzeit bringen in Deutschland und Österreich nicht viel mehr als 5 % der Frauen ihre Kinder ohne eine der obskuren geburtsmedizinischen Prozeduren zur Welt, obwohl bei den gegebenen sozialen und hygienischen Verhältnissen zumindest 95 % spontan und autonom gebären könnten und bei höchstens 5 % geburtsmedizinische Maßnahmen vonnöten wären. Was 90 % der Frauen als medizinische Erleichterung vorgegaukelt wird, ist nicht nur überflüssig, sondern als prekär und schädlich zu betrachten." Dr. Rockenschaubs Fazit: „Am Ende unserer Studien lag der Schluss nahe, dass der Einsatz der geburtsmedizinischen Methoden mehr schadet als nützt."

3 Leiter der Semmelweis Frauenklink Wien (1965–1985)

Sie werden sich nun fragen: Wann brauche ich einen Arzt bei der Geburt? Einen Mediziner brauchen Sie dann, wenn Ihr Leben oder das Ihres Kindes akut gefährdet sind oder wenn Sie die Schmerzen nicht mehr ertragen können. Es gibt heutzutage die Möglichkeit, innerhalb von 20 Minuten eine PDA (Periduralanästhesie) zu bekommen, wenn die Wehenschmerzen nicht mehr auszuhalten sind. Sollten während der Geburt Komplikationen bei Mutter oder Kind auftreten, ist der Kaiserschnitt eine lebensrettende Operation. Diese kann entweder mit einer Periduralanästhesie/Epiduralanästhesie, also bei vollem Bewusstsein der Mutter oder unter Vollnarkose durchgeführt werden.

An dieser Stelle möchte ich gerne erfahrene Gynäkologen zu Wort kommen lassen und freue mich sehr über die Rückmeldungen, die ich von Herrn Dr. med. Sven Hildebrandt (S. H.), Gynäkologe in der Hebammenpraxis Bühlau und Leiter der Dresdner Akademie für individuelle Geburtsbegleitung, und Dr. med. Rupert Linder (R. L.), Gynäkologe, Facharzt für Psychosomatik und Psychotherapie und Präsident der ISPPM (Internationale Studiengemeinschaft für Pränatale und Perinatale Psychologie und Medizin) auf meine Fragen erhalten habe.

**Wie lange arbeiten Sie schon als Gynäkologe?**

S. H.: Nach meiner Facharztausbildung habe ich beschlossen, meine Visionen von einer beziehungsgeleiteten Geburtskultur in einer eigenen Praxis umzusetzen. Ich suchte mir 2 Hebammen als Mitstreiterinnen und habe mit ihnen 1996 das Geburtshaus eröffnet.

R. L.: Ich bin seit 1981 Gynäkologe, seit 1986 niedergelassen, auch mit dem Facharzt für psychotherapeutische Medizin. Hausgeburten habe ich vorher miterlebt (meine älteste Tochter war 1984 die erste), danach noch 4 weitere Kinder, Söhne, alle zu Hause geboren. Daher habe ich auch gleich mit der Praxisgründung mit der Betreuung von Hausgeburten weitergemacht.

**Wie sehen Sie selbst dabei Ihre Rolle?**

S. H.: Ich habe mit Hanna Fischer das Bild von der „Seilschaft" geprägt: Die Frau ist wie ein Bergsteiger am Gipfel, die Hebamme ihr Bergführer – und Arzt/Ärztin sind das Rettungsseil, das funktionslos zwischen beiden baumelt. Aber wenn einer von beiden abrutscht: Zack! sind wir zur Stelle.

R. L.: Wenn alles normal läuft, habe ich nichts zu tun. Ich begrüße die Familie und die Hebamme und suche mir den richtigen Platz im Geschehen, sitze oft irgendwo quer zur Geburtsrichtung und stimme mich auf die Vorgänge ein. Es ist mit der Erfahrung oft sehr gut spürbar, dass alles in Ordnung ist. Dabei spielen Töne, Atemrhythmen, Körperausdruck, aber auch was ich ‚körperliche Gegenübertragung' nennen würde eine große Rolle. Manchmal passieren ganz merkwürdige Dinge: Aus irgendeinem Eindruck bricht man lieber auf (ins Krankenhaus) und es bestätigt sich dann als genau richtige Entscheidung. Diese Phänomene gibt es aber natürlich auch bei (guten) Krankenhausärzten oder -Hebammen. Nach der Geburt höre ich dann das Kind ab, oft auf dem Bauch der Mutter und nähe gegebenenfalls eine Vaginal-/Dammverletzung.

**Unter welchen Bedingungen gebären Frauen Ihrer Meinung nach am besten?**

S. H.: Geburt im 3-fach geschützten Raum (zeitlich, räumlich, personell)

R. L.: So wie und wo sie sich wohlfühlen, mit den Leuten, die sie sich ausgesucht haben und zu denen sie Vertrauen aufbauen konnten. Und wenn sie mit sich, ihrer Beziehung und ihrer eigenen Vorgeschichte, inklusive ihrer eigenen vorgeburtlichen Zeit, ins Lot gekommen sind.

**Wie stehen Sie persönlich zum „Wunschkaiserschnitt"?**

S. H.: In keiner Weise vertretbar. Die Sectio darf nur bei medizinischer Indikation erfolgen. Alle anderen Situationen gefährden die Gesundheit der Frau und die psychosoziale Gesundheit des Kindes.

R. L.: Früher sah ich es sehr negativ, jetzt denke ich, dass man eben auch die Angst der Frauen und der Betreuenden ernst nehmen sollte. Es geht bei dieser ‚Mode' eben auch um Umgang mit Angst vor Verletzungen. Als Gegenbild wäre es hilfreich, die besonderen Leistungen der Frauen anzuerkennen, das Kommen an ihre Grenzen.

**Wie empfinden Sie persönlich die Zusammenarbeit zwischen Hebammen und Ärzten während der Geburt und wer trägt die Hauptverantwortung?**

S. H.: Hebammengeleitete Geburtshilfe ist angebracht bei regelrechten Geburtsverläufen.

R. L.: Sie sollte im Interesse von Frau, Kind und Familie gut und vertrauensvoll sein. Jede Missstimmung zieht bei der Frau Sicherheit ab und bringt sie in Loyalitätskonflikte, oft auch unbewusst.

**Gibt es einen Satz, der Ihnen spontan einfällt, wenn Sie über Ihre Arbeit als Gynäkologe und Geburtshelfer nachdenken?**

S. H.: Die Geburt ist ein grandioses Schauspiel der Natur, bei dem wir staunende Zuschauer sein dürfen.

R. L.: Ja, es ist toll, bei diesem wirklich kreativen und lebendigen Bereich Hilfe geben zu können. Letztlich werden sich durch Gelingen dieses frühen Lebensbereiches ganz sicher in den Gesellschaften im sozialen und psychologischen Bereich positive Veränderungen ergeben.

Dr. med. Linder weist darauf hin, dass die Klinikärzte nicht unbedingt immer die Gebärenden piesacken wollen, sondern dass sie glauben, den Frauen und Kindern etwas Gutes zu tun. Es wäre sehr wünschenswert, wenn schwangere Frauen, Hebammen und Doulas in einen positiven Dialog mit den Klinikärzten und vor allem mit der Klinikführung kämen, um sich über sinnvolle Veränderungen und Entwicklungen in der Geburtshilfe, vor allem über die Bedürfnisse von Gebärenden und ihren Babys, auszutauschen.

Was das Thema Sicherheit in der Geburtshilfe angeht, so hat sich diese in den letzten Jahrzehnten sehr verbessert. Wir Menschen in den Industrieländern können froh sein, im Notfall auf ausgezeichnete medizinische Hilfe zurückgreifen zu können (solange die Krankenkasse die Kosten übernimmt ...), jedoch würde ich mir für die Ärzte und Ärztinnen in Ausbildung wünschen, dass sie sich öffnen für Frauenarbeit, für Hebammenkunst und dies in ihrer eigenen Ausbildung kennenlernen. Wer eine natürliche Geburt erlebt hat und erlernen bzw. erleben konnte, einer Gebärenden Mut zuzusprechen und Wehenpausen auszusitzen, ohne einzugreifen, der wird zukünftig immer den natürlichen Geburtsverlauf unterstützen.

## 4.4 Die Doula

> „Das Konzept der Doulas kenne ich von einem Vortrag von Prof. Kennell. Dieser Vortrag hat mich sehr überzeugt, wie wichtig und wertvoll die Arbeit von Doulas ist. Es ist Arbeit an der Seele und nicht nur am Körper einer werdenden Mutter. Damit ist es auch eine sehr wesentliche präventive Arbeit, die die Wurzeln für die seelische Gesundheit von Kindern gut gedeihen lässt." (Prof. Dr. Franz Ruppert)

Im ersten Kapitel habe ich Ihnen vom Nutzen einer Doula und von ihren Aufgaben berichtet. Als Geburtspartnerin bringt die Doula einen oftmals entscheidenden Vorteil mit sich: Sie hat selbst Kinder geboren! Und sie hat bereits andere Frauen während Schwangerschaft und Geburt begleitet, weiß also aus Erfahrung um all die Emotionen, die Sie in den Stunden der Wehen bewegen.

Sie wird die Intimität zwischen Ihnen und Ihrem Partner wahren, sich zurückziehen, wenn Sie das Bedürfnis nach Zweisamkeit haben und bei Bedarf als Vertrauensperson ganz nah bei Ihnen sein und Sie und Ihren Partner bestärken, beruhigen und ermutigen. Auch eine geburtserfahrene Schwester, Schwägerin, Tante, Oma, Mutter oder Schwiegermutter können die Aufgabe übernehmen, Sie liebevoll während der gesamten Geburt zu umsorgen und Ihnen Gutes zu tun.

„In Deutschland und vielen anderen Ländern versuchen Ärzte und Kliniken die Geburt zu übernehmen und diese zu kontrollieren und machen daraus ein medizinisches Ereignis, so dass die gebärende Frau die Kontrolle über das Geschehen verliert. In einer derartigen Situation spielt die Doula eine wichtige Rolle, indem sie sicherstellt, dass die entbindende Frau die Macht hat, die Situation zu kontrollieren, um so ihr Kind zur Welt zu bringen, wie sie und ihre Familie es sich wünschen ..." (Marsden Wagner, Perinatologe und Epidemiologe)

Wie erleben Doulas die Geburten, die sie begleiten? Wie erleben die Mütter und Väter die Begleitung durch eine Doula während der Geburt und was berichten Hebammen von der Zusammenarbeit mit einer Doula?

### Geburtsbericht einer Doula

Am Abend gegen 17 Uhr klingelt mein Telefon. Verena hat Wehen, aber sehr unregelmäßig, und als wir gegen 21 Uhr miteinander sprechen, sind die Wehen wieder fast weg und selten. Ich werde wieder um 2.30 Uhr durch mein Handy geweckt. Der Mann ist dran, Verena habe nun regelmäßigere Wehen, so alle 10–15 Minuten, und sie würde gern in den Kreißsaal fahren.

Während ich einparke, kommen auch schon die werdenden Eltern angefahren. Vera ist unruhig. Und der Mann ebenso. „Ob das was wird? ... Wenn die mich jetzt einfach wieder aufschnippeln? Ist doch viel einfacher für die ...", fragt sie mich unsicher und ängstlich. Sie sind enttäuscht und waren traumatisiert von der Geburt ihres ersten Sohnes.

Diese Geburt endete nach langer Einleitung mit Kaiserschnitt. Übergangen und allein gelassen gefühlt haben sie sich damals vor drei Jahren, als ihr kleiner Sohn mit Vollnarkose geboren wurde. „Das werden sie hier ganz bestimmt nicht einfach so tun!" sage ich mit Entschlossenheit und Ruhe. Der Mann schaut mich ganz erleichtert an. Ich drücke die beiden und kurz darauf sind wir um 4 Uhr in der Frühe im Kreißsaal angekommen.

Nach der Ankunft wird CTG geschrieben. Die Wehen sind plötzlich wieder weniger. Ich sage ihnen, dass sie erst mal ankommen sollen. Das ist normal, beruhige ich sie. Vera liegt auf dem großen breiten Bett auf der Seite und döst vor sich hin. Die Wehen bleiben weiter unregelmäßig. Ich reiche ihr Wasser und nach Bedarf auch Essen. Eine riesige Auswahl an Süßigkeiten haben sie mitgebracht. Sie wird achtsam untersucht und wird gefragt, ob das O. K. wäre und sie soll der Hebamme das Startsignal dazu geben. Der Muttermund ist 1–2 cm geöffnet und alles ist weich, aber der Gebärmutterhals ist noch nach hinten gerichtet. „Wir müssen schauen und abwarten, ob sie wirklich schon unter der Geburt sind!" sagt die Hebamme. Auch ich habe gemischte Gefühle. Dass die Geburt begonnen hat, sagt mir mein Gefühl, aber ich glaube, dass es noch sehr lange dauern wird, bis das Kind geboren wird, und richte mich auf viele Stunden Geburtsreise ein. Was mich irritiert, sind die unregelmäßigen Wehen. Verena möchte schlafen und äußert ihren Unmut über den Schlafmangel – in dieser und der letzten Nacht. Die Hebamme spritzt ihr auf ihr Verlangen nach einigen Erklärungen ein pflanzliches Mittel in den Oberschenkel, was ihr etwas Ruhe schenken soll.

Verena möchte nun versuchen zu schlafen. Wir fragen sie, ob wir rausgehen sollen. Ich mache das Licht im Kreißsaal ganz aus und setze mich mit dem Mann in das CTG-Zimmer nebenan. Wir sitzen bei dem Geruch von frischem Kaffee in den frühen Morgenstunden dort und unterhalten uns. Er erzählt mir sehr persönliche Sachen. Es sprudelt aus ihm heraus. Wie einfach das doch ist, denke ich – Zeit zu schenken und nur zuzuhören. Dann klingelt Verena und möchte, dass wir wiederkommen. Verdammt, sagt sie, das blöde Pflanzenzeug nützt mir nichts. Wir müssen alle drei lachen. Weniger die Wehenschmerzen als die Unterbrechungen ihres Schlafes sind das Problem, denke ich.

Die erste Hebamme ist nur zwei Stunden da. Dann wird sie vom nächsten Schichtdienst abgelöst. Immer ist eine Schülerin anwesend. Alle sind freundlich und begrüßen mich und die Eltern offen und herzlich. Jeder weiß, dass ich die Doula bin.

Verena hat einen Geburtsplan geschrieben (der hatte sich bei einem unserer Treffen aus dem Geburtsspiel ergeben). Der Arzt und die nächste Hebamme kommen und begrüßen uns alle. Der Arzt spricht sehr aufmerksam mit ihr. Der Geburtsplan wäre toll. Als Doula dürfte ich sogar mit dem Mann zusammen in den OP, sollte es zu einer Sectio kommen. Nur bei einer Vollnarkose müssen wir draußen bleiben. Das wäre das Einzige, was er nicht erfüllen könnte. Dann geht er wieder.

Ich hole den beiden Frühstück von der Wöchnerinnenstation. Sie essen beide ein bisschen. Ich schmiere Brote und füttere Verena. Sie isst langsam und spuckt das Essen in eine Schale, wenn die Wehe kommt. Ihr Mann hält ihr das Steißbein. Aber sie will keinen Druck – nur die warme Hand spüren und pfeift ihn deswegen immer wieder an. Etwas später sagt sie zu mir, dass sie ne alte Zicke sei. Ich sage: „Du bist die Königin. Und du hast eine ganz strahlende und glitzernde Krone auf."

„Auf der Hochzeit war sie die Prinzessin und jetzt ist sie die Königin!" sagt ihr Mann grinsend. „Und im Wochenbett wirst du die Kaiserin." sage ich lächelnd. Verena muss auch lachen. Ich denke, lachen ist gut. Gut, dass sie lachen kann.

Danach schlägt die Hebamme ein Bad vor. „Und wenn die Wehen dann stärker werden?", fragt Verena. „Das ist doch gut!", antworte ich. „Du möchtest doch dein Baby in den Arm nehmen können." „Ich will aber auch länger am Stück schlafen …" sagt sie widerwillig. Ich sage: „Ich verstehe, dass du müde bist. Das ist eine schwierige Situation für dich! Aber beides geht nicht. Die Wehen bringen dich deinem Kind näher. Wenn du dein Baby gebären möchtest, brauchst du Wehen. Und vielleicht machst du auch die

Erfahrung, dass das warme Wasser die Intensität der Wehe angenehmer macht.“ Dann möchte sie doch in die Wanne.

Der Raum, in dem die Wanne steht, ist sehr klein, fast höhlenartig gestaltet. Ich schlage ihr vor, laut zu tönen, wenn die nächste Wehe kommt. Gemeinsam mit mir und ihrem Mann lässt sie sich darauf ein und der kleine Raum ist erfüllt von unserem tiefen Aaaahhhh. Es ist unerträglich heiß. Ich schwitze und reiche Verena immer wieder Wasser und wische ihr die Stirn mit einem kühlen Lappen und tupfe sie danach trocken.

Die Schülerin legt das CTG an. Verena mag das CTG nicht und fragt, ob sie das nicht lassen könne. Nein, das muss so gemacht werden – alle 1 1/2 Stunden für 30 Minuten, und das Kind muss wach sein, weil sie auch verpflichtet sind, nach dem Kind zu schauen. „Scheiße! Ich habe keinen Bock darauf!“, sagt sie nur fluchend. Ich zeige ihr das Seil über der Wanne, denn sie sucht etwas zum Festhalten in der aufrollenden Wehe. Aber sie möchte nicht. Sie hat keinen Bock mehr, sagt sie. Wir tönen alle drei gemeinsam. Ihr Mann motiviert sie und spricht ihr immer gut zu. Er trifft einen guten Tonfall und ist dankbar für jeden aufmunternden Blick von mir und jede Erklärung.

Dann will Verena wieder raus aus der Wanne. „Ich will schlafen“, sagt sie immer wieder. Und dass sie müde sei und Ruhe brauche. Sie hätte keinen Bock mehr, sagt sie. Wir lachen und sie auch. Dennoch merke ich ihre wachsende Verzweiflung.

„Ich will etwas gegen die Schmerzen“, sagt sie wieder im Kreißsaal. „Ich fühle mich verpflichtet, Ihnen zu sagen, dass Sie dann den normalen Geburtsverlauf verlassen werden. Sie wollten das nicht, steht in Ihrem Geburtsplan und deshalb muss ich Ihnen sagen, dass wir mit einem Eingriff in den natürlichen Geburtsverlauf ganz stark von Ihren ursprünglichen Wünschen abweichen werden. „Hm …“, sagt Verena und schaut ratlos. … Die Hebamme will sie untersuchen. „Ich kann nicht mehr“, sagt Verena. Die Hebamme untersucht sie noch mal, etwa 8 Stunden nach der letzten Untersuchung. Ich bin etwas unsicher, was das Ergebnis sein wird, und merke auch, dass die Hebamme ängstlich ist, wie der Stand der

Geburt ist. Sie hat unregelmäßige Wehen, die teilweise sehr kurz sind und das passt so gar nicht zu meinem Gefühl, dass das schon Geburt ist. Ich bin dann total sprachlos und alle sind völlig geplättet, als die Hebamme sagt, sie wäre 5 cm eröffnet. „Toll! Das ist so großartig. Du machst das wunderbar. Alles läuft gut", sage ich zu ihr gewandt. Sie ist wieder motivierter und der Wunsch nach einem Schmerzmittel tritt erst mal in den Hintergrund.

Die Hebamme sagt zu der Schülerin, dass sie uns allein lassen soll, wir wären ein so gutes Team. Ich fühle mich wie eine Großmutter, wie eine Hüterin, ich sitze und bewege mich mit langsamen Bewegungen und dem Vertrauen, dass alles gut wird.

Nun sitzt Verena am Bettende, ihr Mann links, ich rechts neben ihr. Wir atmen gemeinsam. In den Wehenpausen schläft sie immer ein. „Wir halten dich. Du wirst nicht fallen. Schlaf ruhig ein. Dein Körper holt sich, was er braucht." Sie nickt ein, und wenn sie nach vorn schwankt, stützt der Mann sie und fängt sie ab. Manchmal steht sie auch auf und kreist das Becken. Wir schweigen einfach und sitzen bei ihr.

Ihr Atmen wird irgendwann wieder verzweifelter und ich sage ihr, dass die tiefen Töne wichtig sind, und töne mit ihr zusammen. Aus dem Aaaaaaaa wird Jaaaaaaaaaa, aber sie weint nun und sagt, dass sie weg will und es zu sehr wehtun würde. Sie wird fast wütend. Ich will nicht mehr, sagt sie. Die Hebamme kommt, gibt ihr Globuli und untersucht sie. Sie ist nun bei 7–8 cm. Sie versucht, Verena wieder zu motivieren. Aber diese betont, dass sie schlafen will und genug hätte. Sie brauchte eine Pause.

„Warum hört mich denn niemand? Ich will nicht mehr! Versteht das denn keiner? Ich will was gegen die Schmerzen."

„Sie entscheiden. Sollen wir jetzt alles für die PDA vorbereiten?" Und sie nickt nach kurzer Pause.

Alles wird gerichtet und trotzdem dauert es sehr lange, bis jemand kommt. Verena verzweifelt über die lange Wartezeit. Ich weiß nicht warum, aber ich schweige einfach und überlege, warum es so lange dauert, ob sie Zeit schinden wollen – ganz bewusst.

Verena flucht. Sie hat immer bei den Vorgesprächen gesagt,

dass sie alle Möglichkeiten ausschöpfen möchte, sich zwar eine natürliche Geburt wünscht, aber sich die PDA trotzdem offenhalten möchte. Vollkommen ablehnend war sie nie.

Die nächste Schicht beginnt und die Hebamme stellt sich vor. Verena geht noch mal zur Toilette. Dann kommt auch irgendwann der Arzt und die Prozedur beginnt. Ich helfe ihr, die Sachen auszuziehen und denke an ihre Bitte, sie vor Nacktheit zu schützen, und lege ihr das Laken um, damit der Rücken frei bleiben kann.

Verenas Mann beginnt nun zu weinen. Ich nehme ihn in den Arm. Seine Angst, alles wie damals zu erleben, kommt hoch. Ich sage ihm, dass dies eine neue und andere Geburt ist und schon bis jetzt so viel anders als bei ihrem ersten Sohn. Er ist positiv überrascht von meinen Worten und sagt, „Ja, sie ist ja so weit gekommen, nicht wahr, aus eigener Kraft."

Als die PDA sitzt, möchte Verena versuchen zu schlafen. Der Mann auch. Ich frage, ob ich rausgehen soll. Ich soll in Rufweite bleiben. Ich erinnere sie an ihr Kind, dass es wichtig ist, mit ihm in Kontakt zu bleiben und mit ihm zu sprechen. „Erzähl ihm von deinen Gefühlen!", sage ich. Sie nickt. „Ob das die richtige Entscheidung war?", überlegt sie. Sie döst dann ein.

Die PDA wirkt fast 4 Stunden. In dieser Zeit wird sie einmal untersucht und das Köpfchen wandert vom hohen Geradstand tiefer und der Druck nach unten nimmt weiter zu. Sie braucht keinen Wehentropf. Die Gebärmutter macht die Arbeit ganz allein. Auch das ist sehr untypisch bei einer PDA. „Sehr gut!", sagt die Hebamme. Ich bin auch erleichtert. Verena kann laufen und sich gut bewegen. Die Wirkung der PDA wird schwächer. Ich frage mich, ob sie die Wehen nun wieder tolerieren wird.

Sie ist auf dem Bett und geht in den Vierfüßler bei jeder Wehe – die weiter unregelmäßig kommen. Ich schnappe mir ein Handtuch und lege es über den Ball und lege diesen vor sie aufs Bett. Sie lehnt sich in jeder Wehe und in den Wehenpausen darauf. „Das sieht sehr gut aus mit dem Ball!", sagt die Schülerin. Sie atmet gut und wir tönen mit ihr. Zwischendurch reiche ich ihr Schokolade und Wasser.

Die Hebamme untersucht sie irgendwann in der tiefen Hocke. Zwischen den Wehen steht sie auf. Sie hält sich am Seil fest. „Ich platze!“, ruft sie. „Trau dich! Lass dein Baby raus. Du schaffst das!“, sagt die Hebamme. Ich tupfe ihr Gesicht mit einem Tuch ab.

Wieder zurück in der Hocke übergibt sich Verena mehrfach. Die Schülerin hält ihr die Schüssel. Es ist unerträglich heiß im Kreißsaal.

Dann wird das Kind um 18.53 Uhr in einer einzigen Wehe geboren.

Ich kann nicht anders und muss weinen. Der Mann bricht in lautes Weinen vor Freude aus. Und Verena sagt nur: „Ich verstehe das alles gar nicht ...“

„Manuel“, ruft der Vater und raunt seinem leise weinenden Sohn Kosenamen zu. Ich ziehe Verena das Shirt aus. Vorsichtig nimmt sie ihr Baby zu sich auf die Brust.

Ich gratuliere den beiden als Erste und sehe ihre Freude und ihren ganzen Stolz. Das Nähen eines Dammrisses dauerte ca. 30 Minuten. Dazu war es im Kreißsaal dunkel und nur mit direktem Licht auf die Verletzung. Ich bin Verena mit dem Anlegen behilflich. Das lenkt sie ab. Das Baby saugt gierig an der Brust.

Ich soll zum Essen bleiben. Der Vater bestellt Essen für uns alle. Ich mache Fotos und wir reden über den Verlauf der Geburt. Ich soll nicht rausgehen. Sie wollen mich bei sich haben. Vielleicht 1 Stunde sind wir ganz allein.

Dann wird der Kleine kurz gewaschen, untersucht und angezogen. Ich bleibe, bis Verena duschen geht und danach auf die Station ins Familienzimmer verlegt wird. Bevor ich gehe, bedanke ich mich, dass sie mich haben teilhaben lassen an der Geburt ihres Kindes. Ich sage Verena, dass sie allein ihr Kind geboren hat, wie großartig sie das gemacht hat. Sie danken mir ganz herzlich und sagen, wie gut ihnen meine Nähe getan hat. Ihr Mann sagt, ich sei eine große Hilfe gewesen. Ich streiche ihr über die Haare und das Gesicht und umarme sie und den Mann zum Abschied. Dem kleinen Sohn streiche ich langsam über seine winzigen Wangen. „Ich wünsche dir ein schönes und erfülltes Leben, kleiner Manuel!“, sage ich leise.

**Aussagen von Müttern über die Geburt mit einer Doula**

„Die Atmosphäre im Kreißsaal war sehr angenehm, die Hebamme und die Doula haben mich gemeinsam optimal unterstützt – ich habe mich rundum gut aufgehoben gefühlt." (Agnes)

„Die Doula hat alle meine Wünsche respektiert und gestärkt – und hat mir vor allem Mut gemacht, an eine spontane Geburt zu glauben." (Agnes)

„Besonders hilfreich waren für mich die beruhigenden Worte der Doula während der Wehenpausen und auch nach der Geburt, als ich genäht und mein Kind vom Kinderarzt untersucht wurde." (Cristina)

„Durch die Anwesenheit der Doula war mein Partner nicht so ängstlich und überfordert. Sie hat ihn immer wieder ermutigt, sich einzubringen." (Cristina)

„Unter der Geburt schickte ich meinen Mann einmal raus, weil ich ihn in einer unangenehmen Situation nicht da haben wollte. Meine Doula blieb, sie war mir vertraut und sie war eine Frau, die verstand …" (Katharina)

„Manches haben die Hebammen und Gynäkologen nicht verständlich genug erklärt, aber wir konnten immer unsere Doula fragen, wenn wir eine Erklärung benötigten." (Tamara)

„Es war eine bezaubernde Geburt, wie sie im Bilderbuch steht. Das hatte schon sehr viel mit unserer Doula zu tun. Ich hätte viel mehr Angst gehabt ohne sie. Ihre ruhige und kraftvolle Energie, die sie mir rübergebracht hat, hätte kein anderer geschafft! Einfach gigantisch!" (Diana)

„Ich hatte große Angst, mich in der Klinik den Hebammen und Ärzten ausgeliefert zu fühlen. Für mich war die Doula eine Art Sicherheit, dass ich mich traue, meinen Wunsch nach einer natürlichen Geburt durchzusetzen. Mir war wichtig, nach der Geburt mit unserem Kind alleine zu sein. Die Doula hat dann zusammen mit der Hebamme und dem Arzt den Kreißsaal verlassen und uns ein Familienzimmer organisiert. Das war die beste Idee überhaupt, denn schöner können die ersten Stunden und Tage mit Mann und Baby nicht sein." (Nicole)

### Bericht eines Vaters über die Geburt mit einer Doula

„Ich hörte von einer Arbeitskollegin, dass ihre Tochter eine Doula bei der Geburt dabei hatte. Da meine Freundin zu dem Zeitpunkt schwanger war, fragte ich neugierig nach. Und meine Kollegin berichtete über die Erfahrung, die ihre Tochter während der Schwangerschaft und der Geburt begleitet durch eine Doula gemacht hatte. Abends erzählte ich meiner Freundin von dieser Idee und sie war sofort begeistert, eine geburtserfahrene Ansprechpartnerin zu haben, die sich nur um sie und ihre Bedürfnisse kümmern würde. Wir luden unsere Doula zu einem ersten Kennenlernen ein und fühlten uns sofort sicher und mit all unseren Fragen gut aufgehoben. Meine Freundin war sehr ängstlich, sie könne das Kind verlieren. Sie war sehr oft zu Hause alleine und hatte Zeit zum Grübeln und Sichsorgen. Die Doula kam während der Schwangerschaft öfter zu Besuch und bereitete uns auf die bevorstehende Geburt vor. Telefonisch war sie immer zu erreichen, was meine Freundin auch in Anspruch nahm, wenn sie Sorgen hatte.

Als die Geburt begann, war ich froh, als unsere Doula in den kleinen Raum der Geburtsklinik kam, in dem wir auf sie warteten. Die ganze Situation war sehr aufregend für mich. Ich hatte sie angerufen, als wir nach einem Blasensprung in die Klinik fuhren, und sie war eine Stunde später bei uns und brachte sofort Ruhe und Gelassenheit mit in den Raum, wo meine Freundin am CTG-Gerät angeschlossen war. Die Hebammen hatten wenig Zeit für uns, es waren an diesem Tag viele Frauen, die ihr Kind zur Welt brachten, und es war ernüchternd, immer wieder aus den anderen Kreißsälen das Geräusch schreiender Babys zu hören, nur unseres war immer noch nicht da. Die Wehen gingen über 15 Stunden und unsere Doula war die ganze Zeit bei uns und ermutigte meine Freundin, massierte ihre Füße, brachte mir etwas zu trinken und strahlte Zuversicht aus. Weil sie immer da war, konnte ich mir auch mal eine kurze Auszeit nehmen.

Meine Freundin verlor irgendwann den Glauben daran, dass sie unser Kind natürlich gebären würde, und wir beschlossen, dass wir nun einen Kaiserschnitt haben wollten. Unsere Doula machte meiner Freundin neuen Mut, es noch mal zu probieren, da ihr Muttermund bereits vollständig eröffnet war, doch meine Freundin lehnte in ihrer Verzweiflung alles ab. Unsere Doula respektierte unsere Entscheidung und blieb vor den OP-Türen sitzen und wartete im Kreißsaal, als ich nach der Entbindung zusammen mit meiner Tochter dorthin zurückkehrte. Nachdem einige Zeit später auch meine Freundin zurück im Kreißsaal war, sprach sie sanft mit ihr und gratulierte ihr für ihre großartige Geburtsarbeit. Sie war einfach da, half beim ersten Anlegen, machte Fotos von uns und verabschiedete sich erst, als wir unser Familienzimmer auf der Wochenstation bezogen hatten.

In den Tagen nach der Geburt besuchte sie uns in der Klinik, brachte meiner Freundin eine kräftigende Suppe mit und war einfach für unsere Gedanken und Gefühle da. Nachdem meine Freundin aus dem Krankenhaus entlassen wurde, besuchte die Doula uns zu Hause und half meiner Freundin über die Trauer und Enttäuschung hinweg, dass sie keine natürliche Geburt erlebt hatte. Ich würde jederzeit wieder unsere Doula engagieren, sie war in jeder Hinsicht eine Bereicherung!“

## Bericht einer Hebamme über die Zusammenarbeit mit einer Doula

Ich hatte noch nichts von der Doula-Geburtsbegleitung gehört, als eines Tages eine Frau mit Wehen und einer weiblichen Begleitung an der Kreißsaaltür klingelte. Ich war etwas skeptisch, als sie mir auf meine Nachfrage hin kurz erklärte, was ihre Aufgabe als Doula sei.

Die Gebärende hatte bereits kräftige, regelmäßige Wehen und die Vaginaluntersuchung ergab, dass ihr Muttermund 5 cm eröffnet war. Sie war unter den Wehen total auf sich konzentriert und ich spürte, dass sie ganz alleine prima Geburtsarbeit leisten konnte, ohne dass sie angeleitet werden musste.

Die Frau lehnte sich über das Kopfteil des Kreißbettes, die Doula stand hinter ihr und massierte ihren unteren Rücken. Ich legte das CTG um und beobachtete die Gebärende. Sie war so kraftvoll und voller Vertrauen in sich, tönte und gab der Doula präzise Anweisungen, wo sie gerade massiert werden wollte. Ich holte meine Unterlagen zur Dokumentation und brachte der Frau etwas zum Trinken mit. Sie lächelte kurz und tauchte wieder in die nächste Welle ab, die über sie kam. Mittlerweile war sie im Vierfüßlerstand und lehnte sich mit dem Oberkörper auf einen Gymnastikball. Die Wehen waren nun sehr stark und sie verlor ihren Atemrhythmus.

Ich setzte mich vor sie auf den Boden und tönte ihr vor, schließlich saßen wir alle auf dem Boden und tönten. Ein tönender Kreis von Frauen.

Die Gebärende wollte in die Wanne, und als sie darin Platz genommen hatte, konnte ich hören, wie sich ihr Tönen veränderte. Der Positionswechsel hatte sie direkt in die Übergangsphase gebracht, und sie bat die Doula, ihr Gesicht zu kühlen, die Haare aus dem Gesicht zu streichen und ihr etwas zum Trinken zu reichen. In jeder Wehenpause schlief die Gebärende kurz ein und die Doula lächelte mich an. In diesem Moment wusste ich, dass sie keine Konkurrenz für mich war. Es lag in ihrem Interesse (im

Sinne der Gebärenden) mit mir zusammenzuarbeiten, meine Arbeit zu ergänzen, dort die Hand hinzuhalten und zu massieren, wo ich gerade nicht sein konnte. Die emotionale Unterstützung durch eine vertraute Person ist für jede Gebärende wichtig, jemand, der Ruhe und Zuversicht ausstrahlt.

Nach 4 Stunden hat die Frau ihr Kind im Wasser geboren und ich bin zusammen mit der Doula aus dem Kreißsaal gegangen, um der Mutter einige Minuten Zeit zur innigen Begrüßung ihres Kindes zu geben. Als wir wieder reingingen, bat sie die Doula, Fotos zu machen, und sie fragte, ob ich auch mit auf das Foto kommen wolle. Ich wäre eine so wundervolle Unterstützung gewesen, zurückhaltend, aber anwesend – so hatte sie es sich immer gewünscht. Das war eine neue Erfahrung für mich: Ich hatte bei dieser Geburt eigentlich kaum etwas von dem getan, was ich sonst immer „routinemäßig" mache.

Nach diesem Geburtserlebnis kann ich sagen, dass eine Geburt im Kreis von Frauen eine angenehme und sehr energiegeladene Atmosphäre mit sich bringt und dass ich die Zusammenarbeit mit der Doula als sehr angenehm empfand.

# 5 Die Geburt positiv erleben

Ein positives Erleben von Schwangerschaft, Geburt und Stillzeit ist nicht alleine von den Wünschen, der Achtsamkeit und den (Vor-)Erfahrungen der Frau abhängig, sondern auch das Kind trägt zu 50 % einen Anteil daran.

Es ist so weit! Die Wehen beginnen! Am Anfang zart, kaum spürbar, es dauert eine Zeit, ehe Sie bemerken, dass sich eine Regelmäßigkeit, ein Rhythmus zeigt. Sie schauen auf die Uhr und beginnen sich zu freuen: Ihr Baby hat sich auf den Weg gemacht und vor Ihnen beiden liegen aufregende, anstrengende und geheimnisvolle Stunden. Ihnen wird vielleicht bewusst, dass sich Ihr Leben nun ändern wird und vielleicht bedauern Sie auch, dass nun die Zeit vorbei ist, in der Ihr Kind in Ihnen wuchs.

Gebärende Frauen begeben sich während der Wehen auf eine Reise nach innen, völlig losgelöst von der äußeren Umgebung und nur auf die Geburtsarbeit konzentriert. Sie befinden sich auf einem anderen Planeten, Zeit- und Raumwahrnehmung sind sehr gedämpft. Um dahin zu kommen, bedarf es nur einer Kleinigkeit: Die Gebärende muss sich fallen lassen, sich gehen lassen können (ähnlich wie bei der Entstehung des Kindes). Dann wird sie loslassen und sich öffnen können, um neues Leben zu schenken. Das Bewusstsein darüber, dass *nur sie* das kann, ist enorm wichtig und dies gilt es bereits während der Schwangerschaft zu stärken.

### *Rhythmus und Rituale während der Geburt*

Die Wehen folgen in einem immer wiederkehrenden Rhythmus. Dieser beginnt langsam und steigert sich immer mehr. Wehen werden immer unterbrochen von einer *Pause,* in der Sie nahezu keine Schmerzen verspüren. Während der Geburt ändert sich der Rhythmus, die Wehendauer verändert sich ebenso wie die Länge der Wehenpausen. Diese sind dafür da, dass Sie sich ausruhen, erholen, neue Kraft schöpfen, lachen, weinen, etwas essen oder trinken.

Was Sie auch tun können, um sich in einer Wehenpause völlig zu entspannen: *Küssen Sie Ihren Partner!* Innig und leidenschaftlich – denn küssen führt dazu, dass Sie entkrampfen und sich Ihre Kiefermuskulatur *und* Ihre Beckenbodenmuskulatur entspannen kann. Das wiederum kann dazu führen, dass sich der Muttermund öffnet, genauso wie Sie beim Kuss Ihren Mund öffnen. Zudem werden beim Küssen Liebeshormone ausgeschüttet, die einen harmonischen und natürlichen Geburtsverlauf begünstigen.

Hier nun einige Beispiele für Rituale während der Geburt:

- Eine Frau fühlte sich sicher und geborgen, wenn ihre Mutter (oder eine andere vertraute Person) während der Wehen ihr Haar rhythmisch bürstete.
- Eine andere schaukelte im Schaukelstuhl im Einklang mit ihrem Atemmuster.
- Eine Frau mochte es, wenn der Partner im Rhythmus ihrer Atemzüge ihren Unterschenkel leicht auf und ab massierte.

- Eine andere mochte es, wenn ihr Partner ihre Atemzüge laut mitzählte und sie darauf hinwies, wenn die Halbzeit der Wehe erreicht war.
- Wieder eine andere konnte ihre Rückenschmerzen in den Griff bekommen, indem sie sich gegen das Waschbecken lehnte, sich rhythmisch von einer Seite zur anderen bewegte und ihr Partner ihr dabei gegen den unteren Rücken drückte.
- Eine Frau stimmte ihr Atemmuster mit den Händen ihres Partners überein, die sich führend auf und ab bewegten; sie konzentrierte sich dabei gänzlich auf den Ring an seinem Finger.
- Hat eine Frau einmal ihr ganz persönliches Ritual gefunden, hält sie sich daran während der Wehen fest. Deshalb wird sie durch Änderungen oder Störungen des Rituals schnell irritiert. Die meisten Frauen jedoch ändern ihr Ritual von Zeit zu Zeit während der Wehen, wenn eine Änderung der Geschwindigkeit notwendig scheint.
- Wenn die Wehen noch nicht regelmäßig sind und Sie gut damit zurechtkommen, können Sie vielleicht ein Bild malen. Runde, kreisende Bewegungen in schönen, weichen Farben. Auch eine Spirale ist ein positives Geburtsbild, denn sie verkörpert den natürlichen Vorgang, der in den nächsten Stunden in Ihnen abläuft.

Es ist sinnvoll, außer der *Kliniktasche* eine kleine Tasche nur für den Kreißsaal zu packen. Was Sie wirklich im Kreißsaal brauchen:

- Wechselkleidung (weite Hose und Shirt)
- Wollsocken
- Labello (für trockene Lippen)
- Traubenzucker, Pfefferminzpastillen, Erfrischungstücher
- Massageöl (mit Ihrem Lieblingsduft)
- Fotoapparat
- Getränke (Energydrink, Tee, Saft)
- Essen

## Energiebällchen (ergibt etwa 40 Bällchen)

Die Energiebällchen sollten bis zum Verzehr im Kühlschrank aufbewahrt werden und sind etwa 6 Tage haltbar.

1/2 TL Zimt
Datteln (klein geschnitten, eingelegt)
10 getrocknete Aprikosen (klein geschnitten, eingelegt)
2 EL Rosinen (eingelegt)
nach Geschmack Trockenfrüchte wählen (Pflaumen, Feigen etc.)
1 MS abgeriebene Zitronenschale oder Orangenschale
1 TL Mandelmus
1 EL Sonnenblumenkerne
3 EL Honig
(2 EL Ahornsirup)
250 g Dinkelflocken (Feinblatt)
75 g Gersten- oder Haferflocken
50 g enthäutete und fein gemahlene Mandeln oder Haferkleie
1 TL gemahlene Bourbonvanille
zum Wälzen: Kokosflocken

1. Die Flocken fein mahlen und in einer Schüssel mit Mandeln, Vanille und Zimt mischen.
2. Trockenobst klein schneiden und mind. 2 Stunden einlegen. Anschließend pürieren
3. Alle Zutaten verkneten, bis die Masse eine weiche, homogene Konsistenz erreicht hat
4. Bällchen formen und in Kokosflöckchen wälzen. Man kann die Bällchen auch in einer Dinkelmehl-Zimt-Mischung wälzen.

Achten Sie darauf, sich während der Geburt immer wieder Energie zuzuführen. Diese Energiebällchen enthalten alles, was Sie während der Geburt und auch danach brauchen.

## 5.1 Der Geburtsverlauf – selbst- oder fremdbestimmt?

> „Niemand kann einer Frau sagen, auf welche Art sie gebären wird oder soll. Sie und ihr Kind müssen die Entscheidung aus einer tiefen inneren Sehnsucht heraus treffen." (Michel Odent)

Ein selbstbestimmter Geburtsverlauf zeichnet sich dadurch aus, dass Sie als Gebärende die Hauptperson des Geburtsgeschehens sind und als solche auch von allen Geburtshelfern gewürdigt und unterstützt werden. Ich sage den schwangeren Frauen gerne, dass sie die Königinnen während der Geburt sind, die sich alles erlauben können und dürfen, denn alle Personen um sie herum sind für diese Zeit ihre Untertanen, ihr „Hofstaat".

Was immer Sie wollen, es sollte Ihnen erfüllt werden. Sie haben die alleinige Kompetenz darüber, was Ihnen gut tut und was nicht. Vergessen Sie Ihr gutes Benehmen und „lassen Sie die Sau" raus!

Freya, die germanische Göttin der Fruchtbarkeit und Schutzpatronin aller Gebärenden, wurde häufig mit einer Wildsau abgebildet. Auch wenn es in einer fremden Umgebung schwierig erscheint, die Sau rauszulassen – unterstützen Sie mit Wildheit den Geburtsverlauf und Sie erleben so Ihre eigene „Geburt" – von der Frau zur Mutter.

Elisabeth Davis, Hebamme und Autorin beschreibt in ihrem Artikel „Geburt soll wild sein", wie die Physiologie der Geburt sich auf die Intelligenz und Unversehrtheit des Körpers gründet. Wer Geburten physiologisch begleitet, ehrt diesen Prozess, anstatt ihn zu „managen", aus dem Wissen heraus, dass der Körper seine eigene Weisheit hat und dass ein Eingreifen Verderben bringen kann. Das heißt nicht, dass wir in Notfällen untätig zusehen, vielmehr wird uns das Gefühl der Offenheit, die im Herzen gründet, zu schnellen und angebrachten Reaktionen veranlassen.

**Ein Beispiel für die komplette Bandbreite der fremdbestimmten, medizinischen Geburtshilfe ist folgender Geburtsbericht von Sandra an ihre Tochter Marie (2001, Geburtsklinik):**

Meine liebe Tochter Marie,
jetzt endlich sitze ich hier und versuche Worte zu finden für so was Allumfassendes, Schönes und Schmerzhaftes zugleich, was mein Leben, und vor allem mich persönlich, für immer verändert hat!

Als sich der Tag deiner voraussichtlichen Geburt näherte, war ich schon aufgeregt, es war bald Karneval, aber nichts passierte. Dann ging der Schleimpfropfen ab, dieser verschließt den Muttermund und kündigt normalerweise die Geburt an, aber nicht bei uns beiden …

Am 11. Tag, nach täglichen Kontrollen im Krankenhaus, wurde entschieden, dass ich am kommenden Tag zur Einleitung kommen soll. Nach einem Frühstück im Café kamen wir gut gelaunt und optimistisch im Kreißsaal an und ich war sehr gespannt und freute mich. Leider brachte der 1. Versuch keine Wehen, wir gingen stundenlang spazieren. Nachmittags der 2. Versuch … und siehe da …, sofort setzten Wehen ein, es waren sofort Wehen, die sehr schmerzhaft waren und alle 5 Minuten kamen.

Nach dem ersten Schock über die Intensität der Wehen gewöhnte ich mich bald an den Fünf-Minuten-Rhythmus und lief und lief, ging spazieren und hielt mich immer irgendwo fest und veratmete die Wehen. So verging Stunde um Stunde, leider tat sich nichts am Muttermund, er war immer noch bei 2 cm. Inzwischen waren die Wehen so stark, dass ich kaum noch laufen konnte, ich hielt mich überall fest und wollte nur noch damit aufhören. Ich bekam ein Buscopan Zäpfchen und sollte möglichst entspannt auf mein Dreibettzimmer schlafen gehen …

Kaum lag ich im Bett, sprang die Fruchtblase, und als ich mich aufsetzte, lief das Fruchtwasser nur so aus mir raus. Ich freute mich! Ich klingelte nach der Schwester und die rief deinen Papa und fragte die Hebamme, ob ich laufen dürfte. Diese bejahte und wir gingen zum Kreißsaal zurück. Also doch keine Pause, um sich auszuruhen.

Stunde um Stunde, Wehe um Wehe verging, aber nachts um 2.00 Uhr war mein Muttermund erst bei 4 cm, dabei liefen wir zunächst Treppe auf und Treppe ab, bis ich völlig kaputt und verängstigt war, und dann sind wir wieder zum Kreißsaal gegangen. Mir war schlecht, ich durfte nicht trinken oder essen, ich mochte den Ball nicht und dachte, es wäre am besten, wenn ich mich ins Bett legen würde. Ich war völlig unmotiviert und wollte einfach keine Schmerzen mehr und irgendwie ging auch nichts vorwärts. Die Hebamme musste noch mehrere Geburten betreuen und immer wieder kamen Babys zur Welt, die ich schreien hörte, aber leider nicht meines. Leider waren wir die meiste Zeit ganz alleine und wussten nicht, was wir tun sollten.

Um halb drei bekam ich eine PDA, die war sehr unangenehm, am schlimmsten war das ruhige Sitzen, denn ich hatte schließlich Wehen. Mir wurde noch schlechter, als ich meinen dicken Bauch einquetschen musste, um einen Buckel zu machen. Danach waren die Schmerzen erträglich und ich habe ein wenig geschlafen. Als ich gegen vier erwachte, wurde es wieder schlimmer, die PDA wurde nochmals nachgespritzt und ich ruhte noch ein wenig. Um 6.00 Uhr kam nach 3 Schichten wieder die 1. Hebamme vom Vortag und Hebammenschülerin Diana. Da freute ich mich sehr, denn die zwei waren mir am liebsten.

Diana untersuchte mich und stellte fest, dass der Muttermund vollständig eröffnet war! Ich war glücklich, aber ich hatte ja keine Wehen mehr, die waren auf einmal ganz weg. Also auch keine Presswehen. Es wurde hektisch, ein Wehentropf wurde angelegt, deine Herztöne gingen immer wieder runter und es wurde Blut aus deinem Köpfchen abgenommen; alles O. K.! Dann kamen die Wehen wieder, der Oxytocintropf wirkte und ich durfte mit pressen …

Nach 2 Stunden wurde klar, das passt irgendwie nicht! Mir war schon alles egal, Hauptsache, du würdest bald bei mir sein. Aber inzwischen warst du zu tief im Becken für einen Kaiserschnitt. Irgendwie war es auf einmal 9.00 Uhr und man spritzte noch mal die PDA nach. Vier Ärzte waren anwesend und mir wurde angst und bange. Keiner sprach richtig mit uns oder informierte uns. Drei Hebammen kamen dazu, es wurde voll und dramatisch. Ich sollte pressen. Ich machte mir große Sorgen um mein Baby und dachte nicht an mich.

Ich presste und presste, gleichzeitig lagen zwei Leute auf meinem Bauch und man versuchte, dich per Saugglocke rauszubekommen. Nach mehreren Versuchen hat es geklappt und um 9.36 Uhr warst *du Schatz* endlich da!

Man nabelte dich leider sofort ab, hielt dich kurz hoch und brachte dich dann sofort zur Untersuchung weg. Der Kinderarzt war da! Absaugen musste man dich, aber bei der Untersuchung war alles gut!

Seit dieser Nacht und dieser Geburt bin ich ein anderer Mensch. Ich bin eine Mama durch dich geworden und dafür danke ich dir – Ich liebe dich!

Deine Mama Sandra

## 5.2 Geburtsschmerz annehmen oder ausschalten?

> „Jede Frau empfindet den Geburtsschmerz anders. Während er der einen gar nicht viel auszumachen scheint, gerät die andere bereits während der Eröffnungsphase an ihre körperlichen Grenzen. Niemand kann sich ein Urteil über die Schmerzen erlauben, außer der einzelnen Frau selbst.“ (anonym, Hebamme)

Was spricht dafür, den Schmerz anzunehmen, ihn nicht auszuschalten, und wie wirken Schmerzmittel, wenn Sie sich dafür entscheiden?

Immer wieder berichten Frauen, dass sie durch die Betäubung das Gefühl für ihren Körper und damit die Verbindung zu ihrem Baby verloren haben. Und tatsächlich fehlen jenen Frauen, die sich für eine Betäubung entscheiden, die Hormone, die die Beziehung zu ihrem Kind fördern. Es handelt sich um Endorphine, die gerade während der letzten, sehr schmerzhaften Phase der Geburt ausgeschüttet werden. Ähnlich wie Opiate wirken diese Endorphine angstlösend und schmerzlindernd.

Die Intensität des Geburtsschmerzes unterscheidet sich von Frau zu Frau. Während der Wehenschmerz für manche Gebärende durchaus auszuhalten ist, beschreiben ihn andere als unerträglich. Diese unterschiedliche Wahrnehmung geht unter anderem darauf zurück, dass jede Frau anders mit Schmerzen umgeht. Wenn der Schmerz als etwas durchweg Negatives bewertet wird, dann fällt es schwer, ihn anzunehmen. Wenn sich die Frau hingegen bereits im Vorfeld mit dem Schmerz auseinandersetzt und sich nicht gegen ihn wehrt, kann sie ihre Schmerztoleranz erhöhen und leidet weniger. Das ist jedoch leichter gesagt, als getan, denn Schmerz ist und bleibt eine unangenehme Sache. Doch es gibt eine Reihe von unterschiedlichen sanften Methoden, die den Schmerz auf ein Minimum reduzieren, ohne dass die Endorphinproduktion gestört wird. Die Frau gewinnt an Stärke und ist in der Lage, ihr Kind aktiv bei der Geburt zu unterstützen. Ein Atemmuster, ein Atemritual kann dabei sehr hilfreich sein.

### *Natürliche Schmerzmittel*

Akupunktur lässt den Wehenschmerz nicht vollständig abklingen, kann jedoch die Angst vor Schmerzen nehmen und Verspannungen auflösen. In einer Studie der Klinik Mannheim konnte zudem belegt werden, dass dieses Verfahren die Geburtsdauer bei Erstgebärenden um einige Stunden verkürzt. Die Akupunktur kann auch nach der Geburt angewendet werden, um die Loslösung der Plazenta anzuregen und die Rückbildung zu fördern.

Bei der Aromatherapie kommen ausgewählte ätherische Duftstoffe zum Einsatz, z. B. helfen Lavendel, Bergamotte, Melisse und Jasmin bei Wehenschmerzen und Muskatellersalbei stärkt und hilft dabei, sich auf den Geburtsvorgang einzulassen. Die Düfte wirken auf vegetativ-emotionaler Ebene und können ganz einfach mit einer Duftlampe oder einem Verdampfer eingesetzt werden. Im Vorfeld sollte sich die werdende Mutter bereits ihr Lieblingsöl aussuchen.

Die Homöopathie hat nicht zum Ziel, den Schmerz zu vertreiben, sondern vielmehr, die Kräfte der Frau zu stärken und ihr

bei der Verarbeitung des Schmerzes zu helfen. Doch schon vor der Geburt machen homöopathische Mittel Sinn. Sie lindern Beschwerden wie Müdigkeit, Erbrechen, Übelkeit und Kreislaufbeschwerden und erhöhen so das Wohlbefinden der Schwangeren.
**Entspannungsbad • Massage • Positionswechsel**

## A–Z der natürlichen Schmerzlinderung

A – „Atmung": Stöhnen oder tönen Sie ruhig bei jedem Atemzug und gewöhnen Sie sich an, Ihre Aufmerksamkeit auf die Ausatmung zu lenken und dabei den Mund aufzumachen.

B – „Bequemes" Sitzen oder Hocken ist wichtig. Machen Sie es sich zum Beispiel auf einem Kissenstapel, Sitzsack oder Gymnastikball gemütlich, und lassen Sie dabei die Schultern hängen!

C – „Chemie": Stimmt sie zwischen Ihnen und der Hebamme nicht, fragen Sie besser möglichst bald nach einer anderen. Noch besser: Kümmern Sie sich schon vorher um eine Hebamme Ihres Vertrauens.

D – „Durst": Vermeiden Sie ihn! Trinken Sie zwischen den Kontraktionen immer wieder ein paar Schlucke Wasser.

E – „Essen": Essen Sie bei der Geburt das, wonach Sie gelüstet.

F – „Freuen" Sie sich auf Ihr lang ersehntes Baby!

G – „Gehen" Sie herum, um die Schmerzen zu lindern und das Einsetzen neuer Kontraktionen zu beschleunigen.

H – „Hemmungen" sollten Sie ablegen. Scheuen Sie sich nicht, laut zu ächzen und zu stöhnen, laute Geräusche von sich zu geben. Dies hilft ausgezeichnet gegen Schmerzen.

I – „Im Arm" des Partners oder einer anderen vertrauten Begleitperson kuscheln. Das tut gut. Und nicht nur seelische Wärme hilft – auch eine Wärmflasche! Aber Sie sollten auch sagen, wenn sich das jetzt gerade nicht so gut anfühlt – das gibt es auch oft!

J – „Jazz“ muss es nicht sein, aber Musikhören entspannt ungemein bei der Geburt.

K – „Körper“: Vertrauen Sie ihm. Er weiß, wie man ein Kind gebärt.

L – „Liebe“: Die gefühlvolle Zuwendung durch Ihren Partner oder eine andere vertraute Person unterstützt Sie während der Wehen.

M – „Massagen“: Helfen auch während der Wehen. Sie entspannen und lindern die Schmerzen.

N – „Niederkunft“: Stellen Sie sich während der Wehen vor, wie mit jeder Kontraktion das Baby weiter durch den Geburtskanal hinabwandert.

O – „Öffnen“ Sie Ihr Becken so weit wie möglich, um Ihrem Baby die Geburt zu erleichtern. Das funktioniert gut, wenn Sie sich hinknien und ein Bein anheben. Wenn Sie stehen: Stehen Sie fest auf beiden Füßen. Bitte keine Zehenspitzentänze oder Knie-zusammen-Verrenkungen. Das schafft mehr Verspannung und Enge im Becken.

P – „Positiv“ denken: „Jede Kontraktion bringt mich näher an die Geburt meines Babys heran.“

Q – „Querulantin“: Lassen Sie sich nicht alles gefallen, was man mit Ihnen vorhat. Nehmen Sie nur das an, womit Sie sich wohlfühlen.

R – „Rock ’n’ Roll“: Schwingen Sie bei jeder Kontraktion die Hüften im Kreis herum sowie vor und zurück.

S – „Schreien“ Sie ruhig laut und lange. Versuchen Sie danach, bei der Atmung einen guten Rhythmus zu finden.

T – „Toilette“: Besuchen Sie sie regelmäßig. Eine volle Blase verlangsamt die Wehen.

U – „Untersuchungen“ haben ergeben, dass Frauen, die einen Geburtspartner mitnehmen, seltener Schmerzmittel brauchen.

V – „Verstehen“: Versuchen Sie, die angebotenen Behandlungsmethoden zu verstehen. So können Sie kooperieren und das Zusammenwirken optimieren.

W – „Witz“: Machen Sie Späße mit Ihrem Partner oder Ihrer Hebamme. Lachen entkrampft und lockert die Kiefermuskulatur.
X – „X-mal“ haben Sie schon Fragen gestellt? Egal! Fragen Sie ruhig weiter – Neugierde und Wissen entspannen!
Y – „Yippie!“, so ist es gemütlich! Lassen Sie sich ruhig Zeit, eine perfekte Position für die Entbindung einzunehmen.
Z – „Zzzzz“: Schlummern Sie zwischen den Kontraktionen ein wenig – ruhen Sie sich aus, und sparen Sie Ihre Kräfte.

*Der Schmerz als Ausdruck der Trennung*

Eines der stärksten Gefühle während der Geburt ist die Notwendigkeit, sich vom Kind zu trennen. In diesem Zusammenhang kann die Hebamme als Unterstützerin eine wichtige Rolle übernehmen. Der Trennungsprozess kann erleichtert werden, wenn in der Schwangerschaft eine gute Verbindung zwischen Mutter und Kind gefördert wird. Durch innere Zwiesprache von Mutter und Kind wird das Kind zum geliebten Wesen. Je mehr Mutter und Kind miteinander kommunizieren, desto leichter fällt die Trennung; die Geburt verläuft dadurch schneller und weniger schmerzhaft.

*Schmerzmittel während der Geburt und ihre Wirkungsweise*

Während der Geburt aktiviert normalerweise der Körper selbst Schmerzmittel, die Endorphine (körpereigene Morphine). Ein möglicher langwieriger und schmerzhafter Geburtsverlauf macht es sinnvoll, dass Sie sich mit dem Thema „Schmerzmittel“ beschäftigen. Dieses Thema ist vielfältig, deshalb möchte ich es nur kurz umreißen, damit Sie eine Vorstellung davon bekommen, was Sie von Schmerzmitteln erwarten können, wie und wie lange sie wirken und welche Folgen diese für Sie, das Baby und den weiteren Geburtsverlauf haben.

In der Geburtshilfe ist Dolantin (Pethidin) das am häufigsten verwendete Schmerzmittel überhaupt. Es wird meist als Spritze (zum Beispiel in Oberschenkel oder Po) verabreicht und gilt als sehr wirkungsvoll. Die Wirkung – eine Verminderung des Schmerzempfindens – tritt nach rund 15 Minuten ein und hält zwei bis vier Stunden an. Die Frauen werden danach häufig müde und schlafen in den Wehenpausen ein. Dies kann zur Folge haben, dass Mitarbeit und Erleben der Geburt beeinträchtigt werden. Da Dolantin zum Teil auf den Fötus übergeht, wird diese Form der Schmerzlinderung nur angewandt, wenn es bis zur Austreibungsphase voraussichtlich noch einige Zeit dauern wird. Bis dahin ist das Medikament dann weitgehend abgebaut und die befürchtete Nebenwirkung des Medikaments – eine Beeinträchtigung der Atmung des Babys – von geringerem Ausmaß.

Die Lokalanästhesie blockiert den Schmerz nur in einem kleinen, umschriebenen Bereich. Dieses Verfahren ist geeignet, um den Schmerz während der Austreibungsphase oder für den ggf. notwendigen Dammschnitt zu lindern. Hier kommt auch der sogenannte „Pudendusblock" zum Einsatz, der zu einer Schmerzverminderung im Bereich des Dammes und Beckenbodens führt. Er wird in Form zweier kleiner Injektionen seitlich in der Scheide bei der inneren Untersuchung durchgeführt. Eine solche Blockade hilft jedoch nicht gegen Wehenschmerzen und ist nur für die letzte Phase der Geburt von Nutzen.

Bei der heute sehr häufig angewandten Periduralanästhesie (PDA), auch Rückenmarkspritze genannt, wird ein örtliches Betäubungsmittel in die Nähe des Rückenmarkkanals gespritzt, um das Schmerzempfinden von dieser Stelle an abwärts komplett auszuschalten. Durch einen bei der ersten Injektion angelegten Katheter kann das Medikament später bei Bedarf immer wieder nachgespritzt werden. Zum Anlegen der PDA muss die Schwangere nach vorne gebeugt sitzen und für einen Moment ganz stillhalten. Dies kann bei starken Wehen natürlich schwierig sein. Vorteile der PDA: Die Schwangere bleibt bei vollem Bewusstsein und hat keinerlei Schmerzen mehr, sie kann die Wehen aber dennoch spüren und aktiv bei der Geburt mitarbeiten. Nachteile der PDA: Nicht immer sitzt die PDA so gut, dass der Schmerz vollkommen ausgeschaltet wird. Eine häufige

Nebenwirkung ist auch das Nachlassen der Wehen und damit eine Verlängerung der Geburt. Daher wird mit einer PDA oft ein Wehentropf nötig, um in der Wirkungszeit der PDA ein weiteres Öffnen des Muttermundes zu forcieren. Außerdem kann es zu einem Blutdruckabfall bei der Schwangeren kommen, dem durch Kreislauf stützende Medikamente begegnet wird. Ein gefürchtetes, aber sehr seltenes Risiko der PDA ist, dass sie nicht richtig gesetzt und zu Atemschwierigkeiten der Gebärenden führt. Manche Frauen leiden nach der PDA außerdem unter starken Kopfschmerzen.

## 5.3 Das Baby begrüßen – friedlich und ungestört?

Singen Sie Ihrem Kind ein Geburtstagslied, heißen Sie es liebevoll willkommen und genießen Sie den Augenblick. Er ist unwiederbringlich. Ihr Partner könnte nun Hebammen/Ärzte darum bitten, den Raum zu verlassen und Sie kurz alleine zu lassen, um ungestört diesen heiligen Moment erleben zu können. Sie haben Ihrem Kind das Leben geschenkt – Sie können stolz auf sich sein! Sie werden sich ein Leben lang an den *Geburtstag* Ihres Kindes erinnern.

Die Welt des Kindes ändert sich mit der Geburt radikal und die Mutter gibt ihm Sicherheit. Im engen Kontakt – von Angesicht zu Angesicht – kann das Kind mit großen Augen schauen. Das Baby ist unmittelbar nach der Geburt ungewöhnlich wach und aufmerksam, oft deutlich mehr als in den folgenden Tagen.

Wenn Ihr Baby geboren ist und Sie die ersten Minuten in Ruhe miteinander genießen konnten, folgen noch zwei weitere Ereignisse, bis die Geburt abgeschlossen ist.

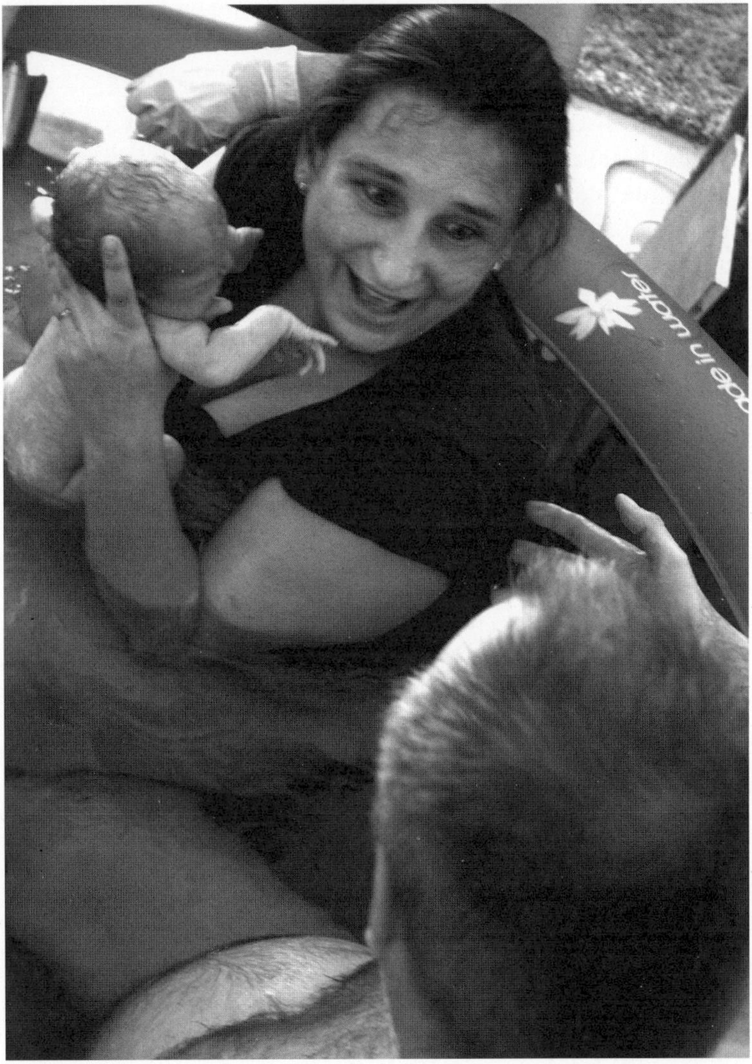

*Nabelschnur*

Das Kind sollte erst abgenabelt werden, wenn die Nabelschnur auspulsiert hat. Eine späte Abnabelung hat mehrere Vorteile:

Durch die zusätzliche Zufuhr von Plazentablut erhöht sich die Gesamtblutmenge des Kindes. Dies ist eine gute Antischocktherapie, denn beim plötzlichen Druckverlust nach der Geburt strömt das Blut in die peripheren Blutgefäße und der Rückfluss zum Herzen ist verringert. Die erhöhte Blutmenge hebt diesen Effekt auf.

Das Kind hat Zeit, seine Atmung zu entfalten, da es – wie vor der Geburt – mit ausreichend Sauerstoff versorgt wird. Die Nabelschnur hört meistens nach ca. 5 – 8 Minuten auf zu pulsieren.

*Die Geburt der Plazenta*

Die Phase, bis die Plazenta geboren wird, dauert zwischen 20 Min. und einer Stunde. Die Geburt der Plazenta ist oft mit einer Wehe verbunden. Eine Plazentaablösungsphase von 30 Minuten passt heute nicht in die zügig orientierte Kreißsaalroutine.

Eine Oxytocingabe zur Plazentalösung ist daher in vielen Kliniken Routine. Der Natur wird keine Möglichkeit gelassen, die Geburt abzuschließen, es wird häufig gehandelt, als läge ein Notfall vor. In den meisten Fällen jedoch, besonders bei natürlichen Geburten, löst sich die Plazenta von allein, und es treten keine gefährlichen Nachblutungen auf.

Das Wort „Plazenta" kommt aus dem Lateinischen und bedeutet „Kuchen". Im Deutschen wird sie auch Mutterkuchen genannt, denn sie ist ein Organ, das für das Kind sorgt, wie eine nährende, schützende Mutter. Sie besteht aus einer Ansammlung winziger Blutgefäße, die sich wie die Äste eines Baumes verzweigen. So wird sie manchmal auch als Lebensbaum bezeichnet. Die Plazenta entwickelt sich zu einem flachen, scheibenförmigen, hochindividuellen Organ und bleibt bis zum Ende der Schwangerschaft an der Gebärmutterinnenwand haften, löst sich nach der Geburt des Kindes und wird dann selbst geboren.

## Tipp

Sie können die Plazenta mitnehmen und zu Hause im Garten oder an einem Lieblingsort vergraben und eine besonders schöne Pflanze oder ein Bäumchen darauf pflanzen. Diesen Ort können Sie später mit Ihrem Kind aufsuchen und ihm von seiner Geburt berichten, oder im eigenen Garten erleben, wie die Pflanze ebenso wächst und gedeiht wie Ihr Kind.

Wenn Sie eine Leinwand (ca. 40x50 cm) vorher mit einem schönen farblichen Hintergrund versehen und etwas Farbe mitnehmen, können Sie die Plazenta abtupfen, etwas Farbe darüberreiben und die Nabelschnur nach unten zu einem „Baumstamm" legen, die Leinwand verkehrt herum auf die Plazenta und Nabelschnur legen und fest andrücken – dann wieder abnehmen. Der Abdruck ist dann ein Lebensbaum von der Plazenta.

Eine Tradition einiger Indianer war es, die Nabelschnur zu einer Schnecke einzurollen und in einem luftdichten Gefäß in Salz einzulegen. Nach etwa 4 Wochen ist die Nabelschnur getrocknet und Sie können sie als Glücksbringer aufbewahren und Ihrem Kind schenken, wenn es von zu Hause auszieht und eine eigene Familie gründet (das ist symbolisch die zweite Abnabelung).

Viele Apotheken stellen aus einem Stück Plazenta auch sog. „Nosoden" her, das sind Globulis für Mutter und Kind. Diese können Sie dann bei vielen Beschwerden im Laufe der nächsten Monate und Jahre einsetzen.

## 5.4 Die ersten Stunden und Tage

> „Eine gute emotionale Begleitung bei der Geburt und in der sensiblen Phase einer hausgeburtsähnlichen Situation im Kreißsaal fördert eine gute Beziehung zwischen Mutter und Kind. Klinische Geburtshilfe muss so gestaltet sein, dass sich alle an der Geburt beteiligten Personen Raum nehmen für dieses Erlebnis." (Klaus und Kennell)

Was bedeuten die ersten Stunden und Tage für Mutter, Vater und Kind? Wie kann eine optimale Mutter-Kind-Bindung gefördert und die Stillbeziehung unterstützt und gestärkt werden?

„Zwischen Mutter und Kind besteht ein ganz besonderes Band. Das ist keine neue wissenschaftliche Entdeckung, sondern Erfahrung der Menschheit. Wer beobachtet, wie Mütter mit all ihrer Energie über das Kind wachen und wie Kinder mit all ihren Sinnen an ihrer Mutter hängen, erkennt die einmalige und unvergleichliche Beziehung zwischen einer Mutter und ihrem Kind. Das gilt nicht nur für uns Menschen, sondern auch für alle sozial lebenden Tiere", so Prof. Dr. Franz Ruppert (Bindungsforschung).

Eine gesunde und gute Bindung zur Mutter lässt das Kind sicher aufwachsen und bietet eine optimale Basis für spätere Bindungen zu anderen Menschen und hat großen Einfluss auf das Sozialverhalten, welches das Kind erlernt und zeigt.

Eine Münchner Langzeitstudie ermittelte mittels Fragebögen (im Kreißsaal, drei Tage und sechs Wochen nach der Geburt) folgende Faktoren, die für die Förderung frühester Mutter-Kind-Beziehung und Entstehung einer Familie von Bedeutung sind:

- Ruhe und häusliche Bedingungen im Kreißsaal
- En-face-Position nach der Geburt; Sprechen zum Kind in erhöhter Stimmlage
- Ausreichende Berührungsqualität mit großflächigem Hautkontakt

Ein einladender Kreißsaal, der eine private Atmosphäre schafft, stützt die erste sensible Phase und lässt diese Bedingungen entstehen.

Klaus und Kennell (1983) haben bei Hausgeburten folgende Beobachtungen gemacht:

- Die Mutter ist aktiv an ihrer Geburt beteiligt, sie sieht immer, was geschieht und wie ihr Kind geboren wird.
- Sie nimmt ihr Kind nach der Geburt an sich, die erste Stunde gehört der Mutter ganz allein.
- Es ist eine Stimmungseuphorie festzustellen in Verbindung mit starker Erregung bei allen Anwesenden.
- Alle Anwesenden empfinden einen Drang, den Säugling immer wieder für längere Zeit anzuschauen. Die Mutter wird gestützt und liebkost.
- Das Baby wird sehr bald gestillt. Eingeleitet wird dies durch ein längeres Lecken des Säuglings an der Haut der Mutter.

Als Mutter stehen Sie nach der Geburt unter dem Einfluss sensibilisierender Hormone. Mit seiner Mimik, Körperhaltung und Bewegung gibt das Baby Ihnen Zeichen von Interesse. Damit Sie als Eltern eine gute Beziehung zu Ihrem Kind aufbauen können, sind diese Signale notwendig. Je intensiver die Signale (dies ist der Fall bei ungestörtem ständigem Zusammensein), um so intensiver die erste Prägung: Die ersten Stunden lassen Sie in Liebe und Aufmerksamkeit an das Kind heranwachsen.

Natürlich hat die Mutter mehr Haut- und Ernährungskontakt mit dem Kind als der Vater, dieser sollte auch nicht gestört werden. Für die Beziehungszukunft und Stillförderung ist ein möglichst ununterbrochenes Dabeisein des Vaters in den ersten Stunden und Tagen von großer Bedeutung, Familienzimmer und volles Rooming-in finden hier ihre Begründung.

Ist das Kind nicht bei der Mutter, so kann sie diese Selbstliebe nicht auf das Kind übertragen. Sie muss sich von ihm lösen. Wenn das Baby später zurückgebracht wird, kann es sein, dass die seelische Loslösung soweit fortgeschritten ist, dass die Mutter in der Fähigkeit gestört ist, ihr Kind als Teil von sich selbst anzunehmen (Kennell/Klaus 1983).

Auch der sogenannte Baby-Blues, die Depression im Wochenbett, tritt stärker auf, wenn die Mutter von ihrem Kind getrennt war. Dieses Problem tritt tragischerweise insbesondere bei Frühgeburten und kranken Kindern auf – wenn sie nach Krankenhausstil von der Mutter getrennt werden. Leider gibt es diesen Krankenhausstil auch immer noch beim Umgang mit gesunden Neugeborenen. Hier ist die Kreißsaalroutine der Feind der sensiblen Phase.

Immer wieder ist zu beobachten, dass (laut Münchner Langzeitstudie) Eltern ihr gerade geborenes Kind berühren oder Blickkontakt aufnehmen wollen. Sobald ein untersuchender oder auch beiläufiger Handgriff der Hebamme oder des Arztes zum Kind erfolgte, unterbrachen die Eltern diese Kontaktaufnahme, um den Fachleuten den Vortritt zu lassen. Nicht selten betonten die Fachleute ihre Vormachtstellung durch Gesten von Wichtigkeit. Ihre Fragen und Bemerkungen und das Auftauchen einer unbekannten Person im Gebärraum hatten ähnliche Folgen.

Nach der Geburt der Plazenta und der Versorgung von Geburtsverletzungen müssen Mutter, Vater und Kind eine Zeit lang ungestört sein können. Das Kind sollte möglichst nackt (Wärme durch Lampen und Tücher) auf oder neben der Mutter liegen, um großflächigen Hautkontakt zu erleben. Die Eltern können angezogene Babys leider nur am Kopf berühren und dieser ist nach der Geburt oft sehr empfindlich.

In Anbetracht der Bedeutung des frühen Mutter-Kind-Kontaktes ist es auch wichtig, darauf hinzuweisen, dass Medikamente, die bei der Geburt gegeben werden, sich auf die sensible Phase störend auswirken können. Die Wissenschaftler Brazelton, Krön und Hodgkinson haben in unterschiedlichen Untersuchungen festgestellt, dass

- das Kind nach der Gabe bestimmter Medikamente verzögert die Augen öffnet,
- schon geringe Dosen ernsthafte Konsequenzen für das neurologische Verhaltensmuster des Kindes haben (Brazelton),

- die Stillfähigkeit der Mutter und die Nährstoffaufnahme des Kindes beeinträchtigt sind (Kron/Hodgkinson).

Die Beziehung der Eltern zu ihren Kindern wächst langsam und stetig. Glücklicherweise kann so manche Bindungsstörung der ersten Stunde durch eingehende Begleitung und Bindungsförderung in der folgenden Zeit wieder ausgeglichen werden.

### *Stimmungsschwankungen nach der Geburt*

Für die meisten Frauen ist die Geburt ihres Kindes ein freudiges Ereignis. Dennoch durchleben bis zu 70 % aller Frauen kurz nach der Geburt ein Stimmungstief – den sogenannten Baby-Blues.

Drei bis fünf Tage nach der Geburt leiden viele Mütter unter extremen Stimmungsschwankungen, die in der Regel nach ein paar Tagen vergehen. Dieser Zustand wird umgangssprachlich als Heultage umschrieben. Der Begriff Heultage wird den Gefühlen betroffener Frauen jedoch nicht gerecht und kann als Abwertung ihrer Gefühle und Nöte aufgefasst werden. Da es im Deutschen kein treffendes Wort für den psychisch labilen Zustand vieler Frauen nach der Geburt gibt, verwenden viele die englische Bezeichnung „Baby Blues".

Auslöser für die Stimmungswechsel sind die starken hormonellen Veränderungen nach der Geburt, das meist emotional sehr aufwühlende Geburtserlebnis und das Gefühl von Unsicherheit im Umgang mit der neuen Situation. Bei den betroffenen Frauen kann die Stimmung von einem Moment auf den anderen umschlagen. Glücksgefühle wechseln mit Traurigkeit und Niedergeschlagenheit. Häufig gehen diese Gefühlswechsel mit erhöhter Empfindlichkeit sowie Schlafstörungen einher. Meistens helfen Ruhe, Vermeidung von Stress und Fürsorge durch den Partner oder durch andere nahestehende Personen.

*Wochenbettdepression*

Vergeht das Stimmungstief nicht nach ein paar Tagen, kann es sich um eine beginnende Wochenbettdepression, die sogenannte postpartale Depression, handeln. Anders als der Baby-Blues hält eine Wochenbettdepression mehrere Wochen bis Monate an. Die Symptome sind unter anderem Antriebslosigkeit, Reizbarkeit, Versagensängste, Angstattacken oder Schlafstörungen. Etwa 10 bis 15 Prozent der Mütter sind davon betroffen.

## Tipp

Nehmen Sie sich (wenn möglich) bei einer Klinikgeburt ein Familienzimmer. Dort genießen Sie dann die ersten Stunden und Tage ohne fremde Personen und können als „Familie" zusammenwachsen.

Empfangen Sie den ersten Besuch erst dann, wenn *Sie* es möchten, nicht, weil es von Ihnen erwartet wird und die Verwandtschaft vor Neugierde schon zwei Stunden nach der Geburt an Ihrem Wochenbett steht.

Gestehen Sie sich hormonell bedingte Gefühlsschwankungen zu und lassen Sie sich dadurch nicht verunsichern. Widerstehen Sie dem Bedürfnis, gleich nach der Geburt wieder wie vorher „zu funktionieren" und voll einsatzfähig zu sein.

## 5.5 Und wenn alles anders kommt ...?

Vielleicht machen Sie während der Geburt die Erfahrung, dass all Ihre Vorbereitung, all Ihr Wissen und Ihre positive Einstellung nicht dazu führen, eine Geburt ohne technische oder medizinische Hilfe zu erleben. Bitte setzen Sie sich dadurch nicht allzu sehr unter Druck (und vor allem: *Lassen* Sie sich nicht unter Druck setzen, das ist die schlechteste Voraussetzung für einen natürlichen Geburtsverlauf und die Möglichkeit, sich als Frau dem Geburtsgeschehen öffnen zu können). Bedenken Sie: Nur knapp 7 % aller Frauen in Deutschland bringen ihre Kinder ohne medizinische Intervention zur Welt. Doch aktuelle Befragungen schwangerer Frauen haben ergeben, dass sich 90 % eine natürliche Geburt ohne medizinische Hilfe wünschen.

Wenn Sie gut informiert sind und in die Entscheidungsfindung mit einbezogen werden, ist es Ihnen besser möglich, sich damit zu arrangieren, dass die Geburt anders verläuft, als Sie es sich gewünscht hatten.

### *Einleitung der Geburt*

Ich möchte an dieser Stelle anmerken, dass diese Informationen schockierend sein können, wenn Sie in der Situation sind, dass die Geburt eingeleitet werden soll. Bitte kontaktieren Sie eine unabhängige Vertrauensperson, z. B. Ihre Vorsorgehebamme und suchen Sie ihren Rat. Wichtig ist, dass Sie gut informiert sind und die Gründe für die Einleitung für Sie als werdende Eltern nachvollziehbar sind.

Und mindestens genauso wichtig ist Ihr persönliches Gefühl! Sind Sie und Ihr Kind bereit für die Geburt? Wissen Sie vielleicht tief in sich, dass alles in Ordnung ist und das Baby noch ein paar Tage braucht, um sich auf den Weg zu machen? Gibt es etwas, das Sie davon abhält, loszulassen?

Zwei Fragen sind bei Einleitung der Geburt wichtig: Mit welchem Mittel soll die Geburt eingeleitet werden? Und vor allem:

Warum soll eingeleitet werden? Wenn es Mutter und Kind gut geht, genügend Fruchtwasser vorhanden ist und das Baby noch gut über die Plazenta versorgt wird, gibt es häufig keinen anderen Grund für eine Einleitung als den, dass in vielen Kliniken „routinemäßig" 10 Tage nach dem errechneten Termin eingeleitet wird. Forschungen zeigen, dass eine Einleitung, die bei einer Frau ohne „Geburtsbereitschaft" vollzogen wird, die erste von vielen daraufhin folgenden medizinischen Interventionen ist. Wenn Mutter und Kind noch nicht bereit für die Geburt sind und die Medizin mit chemischen Substanzen versucht, diesen geheimnisvollen und heiligen Moment des Geburtsstartes zu forcieren, folgen leider allzu oft der Wehentropf mit künstlichem Oxytocin, eine PDA und manchmal der Kaiserschnitt. Einfach ausgedrückt: Es folgen traumatische Geburten für Mutter und Kind.

Eine Möglichkeit für die Diagnose des „Übertragens" (> 10 Tage nach dem errechneten Termin) ist die falsche Berechnung des Entbindungstermins (eventuell wird von einem zu kurzen Zyklus der Frau ausgegangen). Frauen können zwei Eisprünge in einem Monat haben und deshalb kann es vorkommen, dass die Geburt eines vermeintlich übertragenen Kindes eingeleitet wird und es dann keinerlei Anzeichen auf „Übertragung" zeigt.

Probieren Sie in Absprache mit Ihrer Hebamme alle natürlichen Methoden der Geburtseinleitung aus, bevor Sie einer künstlichen medizinischen Einleitung zustimmen.

Die Gefahren der künstlichen Einleitung durch Cytotec, Prostaglandin E2 und Oxytozin werden in der Öffentlichkeit leider kaum diskutiert und somit erhalten schwangere Frauen/werdende Eltern keinen Zugang zu diesen wichtigen Informationen bzw. werden leider allzu oft nicht ausreichend über die Risiken einer künstlichen Einleitung informiert.

### *Probleme und Gefahren der künstlichen Geburtseinleitung*

Die Coalition for Improving Maternity Services (CIMS)[4] ist über den dramatischen Anstieg und fortschreitenden übermäßigen Einsatz von künstlichen Geburtseinleitungen betroffen.

Alle Einleitungsmedikamente können eine Gebärmutter-Überstimulation auslösen, das heißt, die Wehen sind sehr lange, zu stark, zu rasch aufeinanderfolgend und die Grundmuskelspannung ist erhöht, was kontraproduktiv für den normalen Geburtsverlauf ist. Gebärmutter-Überstimulation kann fötalen Stress verursachen. Das bedeutet paradoxerweise, dass eine Einleitung aufgrund des schlechten Zustandes des Babys das eigentliche Problem verursacht, das es hätte vermeiden sollen, während das Baby wahrscheinlich mit natürlicher Wehentätigkeit hätte umgehen können.

Das Öffnen der Fruchtblase, eine Routinemaßnahme bei der Geburtseinleitung, kann fötalen Stress auslösen und erhöht die Wahrscheinlichkeit eines Kaiserschnitts. Aus Erfahrungsberichten geht hervor, dass eingeleitete Geburten gewöhnlich schmerzhafter sind, dies kann wiederum den Bedarf an Epiduralanalgesie (PDA) erhöhen.

In Deutschland werden Cytotec, Prostaglandin E2 und Oxytozin (Pitocin) zur Wehenstimulation eingesetzt.

Cytotec, obwohl als Einleitungsmedikament weitverbreitet, ist weder konzipiert noch vorgesehen für die Wehenarbeit. Der Hersteller von Cytotec, die Firma Searle, hat den Gebrauch als Einleitungs-/zervikales Reifungsmedikament wegen der Nebenwirkungen zurückgewiesen. Einer der Gründe ist, dass die Dosierung von Cytotec nicht kontrolliert werden kann, da es sich um eine kleine Pille handelt, die in Stücke geschnitten werden muss. Einmal verabreicht kann die Gabe im Falle von negativen Wirkungen nicht rückgängig gemacht oder die Dosierung reduziert werden.

---

4 Vom Englischen ins Deutsche übersetzt und adaptiert: Sylvia S. Sedlak, Lebens- und Sozialberaterin, Wien, Österreich, Juni 2006 (www.motherfriendly.org)

Im Vergleich zu Prostaglandin E2 sind die Kosten für Cytotec wesentlich geringer und es fördert schnellere Kontraktionen. Beides nützt der Gebärenden nichts, da eine kurze Geburtsdauer für sie normalerweise intensiv, hektisch und sehr schmerzhaft ist.

Ein weiteres zur Einleitung von Wehen verwendetes Präparat ist Oxytozin (Pitocin). Bekannte Komplikationen mit Oxytozin (Pitocin) sind:

- Gebärmutter-Überstimulation, die zu fötalem Stress führen kann;
- zwei Mal so hohes Risiko, dass das Baby in einem schlechten Zustand geboren wird;
- nachgeburtliche Blutung und
- größere Wahrscheinlichkeit der Neugeborenen-Gelbsucht.

Trotz moderner Techniken beinhaltet die künstliche Einleitung der Geburt immer noch ein beträchtliches Risiko verglichen mit dem natürlichen Beginn der Wehentätigkeit, und viele, wenn nicht sogar die meisten Einleitungen werden aus Gründen gemacht, die nicht von vernünftiger medizinischer Forschung befürwortet werden.

### *Kaiserschnitt*

Normalerweise vermeiden wir Verletzungen und das sollte auch für den Kaiserschnitt gelten. Es gibt Situationen, in denen ein Kaiserschnitt sinnvoll und sogar lebensrettend ist, und nur in diesen Situationen sollte der Kaiserschnitt angewandt werden.

Jedes dritte Baby kommt in Deutschland heute per Kaiserschnitt zur Welt. Laut aktuellen Daten der DAK stieg die Zahl der Kaiserschnittentbindungen zwischen 2005 und 2009 um 3,8 Prozent auf 33,2 Prozent. Selbst wenn medizinisch nichts gegen eine vaginale Geburt spreche, ziehen laut DAK immer mehr werdende Mütter vor, die Geburt ihres Kindes auf dem Operationstisch, anstatt im Kreißsaal zu erleben. Grund dafür sei für viele werdende Mütter die Angst vor Geburtsschmerzen, vor einem Dammriss oder Inkontinenz.

Dabei birgt ein Kaiserschnitt laut DAK auch Gefahren: „Für die Mutter bestehen dieselben Risiken wie bei jeder anderen OP auch: Narkosezwischenfälle, Blutungen und Infektionen", verdeutlicht DAK-Expertin Christiane Kutter-Deest. (März 2010, Ärzteblatt.de)

### Tipp

Herzband

Halten Sie während eines Kaiserschnittes das Herzband zu Ihrem Kind. Sie stellen sich ein dickes, elastisches, farbiges Band vor, das von Ihrem Herzen zu dem Herzen Ihres Kindes geht und wieder zurück. Sie können es halten, egal, wie weit Sie voneinander entfernt sind. Auch später kann Ihnen die Übung immer wieder einen kleinen Abschied vom Kind erleichtern, wenn Sie (beide) daran denken, das Herzband zu halten.

*Auswirkungen auf spätere Schwangerschaften und Geburten*

Neben den operationsbedingten Risiken kann eine Schnittentbindung Folgen für spätere Schwangerschaften und Geburten haben. Die Eröffnung der Gebärmutter und die folgende Narbenbildung erhöhen bestimmte Risiken für spätere Schwangerschaften. In seltenen Fällen kann die Gebärmutter während einer späteren normalen Geburt reißen (Uterusruptur). Zum anderen wächst der Mutterkuchen bei Schwangerschaften nach Kaiserschnitt etwas häufiger im unteren Bereich der Gebärmutter an, so dass er den natürlichen Geburtsweg versperrt (Plazenta praevia).

Die verletzungsbedingten Risiken fallen vor allem dann ins Gewicht, wenn eine Frau kurz nach einer Schnittentbindung wieder schwanger wird. Entgegen der weitverbreiteten Meinung „einmal Kaiserschnitt – immer Kaiserschnitt“ kann eine Frau aber auch nach einem Kaiserschnitt bei der zweiten Schwangerschaft durchaus normal gebären.

### *Erfahrungen mit Kaiserschnitt-Operationen*

Als ich das Buch von Caroline Oblasser, Ulrike Ebner und Gudrun Wesp zum Thema Kaiserschnitt zum ersten Mal las und die vielen Bilder betrachtete, war ich gleichermaßen fasziniert und schockiert. Es zeigt erstmals die Folgen von Kaiserschnitt-Operationen in Wort und Bild. 162 Kaiserschnitt-Mütter im Alter von 20 bis 77 Jahren, mit einer, zwei, drei oder sogar vier Kaiserschnitt-Operationen, wurden für das Buch befragt. Sie alle geben offen und ehrlich Auskunft, 60 Mütter zeigen darüber hinaus ihre Kaiserschnitt-Narbe.

Spätestens hier wird deutlich, dass die Erfahrungen mit Kaiserschnitt-Operationen höchst unterschiedlich sein können. Sie reichen vom traumatischen Erleben bis hin zur großen Erleichterung, ein gesundes Kind geboren zu haben. Die Kaiserschnittnarbe kann wenig sichtbar sein oder wulstig, hell oder rötlich, sie kann körperliche Beschwerden verursachen oder keine Probleme machen.

So unterschiedlich die Kaiserschnitt-Erfahrungen im Buch auch sein mögen, in einem Punkt sind sich die befragten Mütter absolut einig: Sie fordern, einen Kaiserschnitt nur im dringenden Notfall durchzuführen und diese Form der operativen Geburt keinesfalls als Alternative zur Spontangeburt zu betrachten bzw. einzusetzen.

### *Wunschkaiserschnitt / Angst-Kaiserschnitt*

Die erste Schwangerschaft steht unter dem Zeichen der Unsicherheit, was in der gängigen gynäkologischen Praxis viel zu oft verstärkt wird. Der Geburtsvorgang selbst ist in unserer Kultur derartig überdramatisiert, dass der – immerhin planbare – Kaiserschnitt als bester Ausweg erscheint. Dabei vergisst man zu häufig, dass eine gesunde Frau – gleichgültig, wie alt sie ist – mit einem Kind in Längslage am Ende der Schwangerschaft und einer gesicherten Hebammenbetreuung eine Chance von rund 95 Prozent auf einen guten Geburtsausgang hat, wenn die Wehen spontan beginnen können.

„Gut" bedeutet: keine Schädigung des Kindes und höchstens oberflächliche Verletzungen bei der Mutter. Die Entscheidung zur Operation hingegen bedeutet eine sichere Verletzung für die Mutter und einen nicht unerheblichen – weil unphysiologischen – Stress für das Kind.

Der sogenannte „Wunschkaiserschnitt" ist in fast allen Fällen eher ein „Angst-Kaiserschnitt", denn entweder hat die Schwangere so viel Angst, dass sie keinen anderen Ausweg sieht, oder aber die medizinische Betreuung versteckt ihre Angst hinter der „Ablehnung von Verantwortung". Dies ist besonders augenscheinlich bei Kindern in Steißlage – welche heutzutage in fast 100 % der Fälle in einem geplanten Kaiserschnitt endet. Der Grund: Den Geburtshelfern fehlt die Erfahrung mit Kindern in Steißlage und sie trauen sich nicht mehr zu, diese Geburt zu leiten. Doch leider schieben sie allzu häufig die Verantwortung an die werdende Mutter ab, der in Vorgesprächen vermittelt wird, dass ihr Kind eine nicht „normale" Lage im Bauch habe und deshalb entweder gewendet werden müsse und falls dies nicht klappt, ein Kaiserschnitt notwendig sei. Es wird so gut wie nie erwähnt, dass sie selbst leider nicht über das geburtshilfliche Know-how verfügen, diese Geburt zu leiten, und es deshalb ein Kaiserschnitt werden muss.

Es gibt nur einige wenige Situationen, die einen Kaiserschnitt als Notoperation erforderlich machen. Eine Steißlagengeburt gehört z. B. nicht dazu! Wenn aus betriebswirtschaftlicher Sicht die Kaiserschnittquote hoch gehalten werden muss und zum Teil sogar 40 Prozent oder mehr erreicht, wird nur noch das operative Geschick geschult, das geburtshilfliche Know-how jedoch gerät mehr und mehr ins Abseits.

*Notwendiger Kaiserschnitt aus mütterlicher Sicht*

Wenn das Becken der Frau rachitisch ist, was in unseren Breiten und bei dem insgesamt eher guten Ernährungs- und Entwicklungszustand praktisch nicht vorkommt, oder wenn z. B. ein großer Tumor im Beckenbereich den Ausgang für das Kind verlegt.

*Aus mütterlicher und kindlicher Sicht*

Bei einer vorliegenden Plazenta oder bei einer kindlichen Geburtsunmöglichkeit, die sich nicht korrigieren lässt, z. B. bei einer „verschleppten" Querlage.

Heute werden viele Kaiserschnitte ohne medizinische Indikation durchgeführt. Das belegt auch eine von Dr. phil. Caroline Oblasser in ihrem Buch *Der Kaiserschnitt hat kein Gesicht* veröffentlichte Befragung von 156 Geburtshelferinnen und Geburtshelfern. Die Gründe für unnötige Kaiserschnitt-Operationen sind demnach vor allem zu suchen in der „Angst vor der Geburt" (Schwangere: Angst vor den Wehenschmerzen; Geburtshelferinnen: Angst vor forensischen Konsequenzen im Falle von Komplikationen bei schwierigen Vaginalgeburten), dem „gesellschaftlichen Trend" (somit „erzwungener Wunsch"), der mangelhaften Ausbildung und fehlenden geburtshilflichen Erfahrung seitens der Geburtshelferinnen, Ungeduld seitens der Schwangeren und Geburtshelferinnen, Bequemlichkeit (Abgeben der Verantwortung, bessere Planbarkeit) sowie der mangelhaften Aufklärung von Schwangeren im Vorfeld der Operation.

*Der Kaiserschnitt aus Sicht des Kindes*

Entgegen der landläufigen Meinung ist der Kaiserschnitt für ein Kind nicht stressfrei. Im Gegenteil: Es erlebt eine Situation, auf die es nicht eingestellt ist. Für das Kind passiert fast alles gleichzeitig: Zuerst merkt es, wie das Fruchtwasser weniger wird und wie ein Gefühl von Oben und Unten entsteht. Dann greifen überraschend

Hände nach ihm. Sie drehen und winden es aus dem engen Bauchschnitt heraus ans OP-Licht und halten es in die Kälte.

Nun wird die Verbindung zur Plazenta, die Nabelschnur, durchtrennt. Alle seine Organe müssen sofort funktionieren, sonst überlebt es vielleicht nicht. Bis es zur Mutter oder zum Vater kommt, geht es oft noch durch die Hände der Hebamme und des Anästhesisten. Der Kontakt, den es erwartet und der es tröstet, findet erst viel später statt. Das Kind weiß allerdings noch nicht, was „warten“ bedeutet und wie lange es dauert. Es befindet sich in einer subjektiven Ewigkeit. Etwa fünf Mal so viele Kinder wie nach einer vaginalen Geburt werden nach einer Sectio krank auf die Kinderstation (Neonatologie) verlegt. In erster Linie sind es Lungenprobleme, die ihnen zu schaffen machen (oftmals „Adaptionsstörungen“ genannt).

Während einer vaginalen Geburt wird der Magen-Darm-Trakt des Babys mit den Keimen und Bakterien der Darm- und Vaginalflora seiner Mutter beimpft. Dies ist nach neuen Erkenntnissen die Voraussetzung für die Entwicklung eines gut funktionierenden Immunsystems. Diese anfängliche Prägung vom ersten Lebenstag bis in das Erwachsenenalter ist von großer Bedeutung für die Gesundheit. Eine spätere Allergieneigung von Kaiserschnitt-Kindern könnte daher auch mit der nicht vorhandenen Erst-Impfung durch die mütterliche Darm- und Vaginalflora in Zusammenhang gebracht werden.

Dr. Ludwig Janus, Psychoanalytiker und Forscher an der Universität Heidelberg, beleuchtet den Stress, dem Kinder während der natürlichen Geburt ausgesetzt sind, und schließt daraus für geplante Kaiserschnitte:

„Damit das Kind die körperlichen Belastungen während der Geburt gut verkraftet, werden Hormone freigesetzt – Adrenalin- und Noradrenalin helfen, den Sauerstoffmangel auszugleichen. Der Druck auf den kindlichen Kopf ist am geringsten, wenn die Fruchtblase lange heil bleibt und somit den Wehendruck auf den Kopf dämpft. Der Herzschlag verlangsamt sich unter der Wehe, bei Erwachsenen passiert bei Stress genau das Gegenteil.

Beim ungeborenen Kind wird Catecholamin freigesetzt, das den schädlichen Einflüssen von Sauerstoffmangel und Stress entgegenwirkt. Viele Geburtshelfer befürworten mittlerweile, einen Kaiserschnitt solange wie möglich hinauszuzögern, bis die Frau Wehen bekommt und alle Hormone wie bei einer natürlichen Geburt in Gang gesetzt werden."

### *Kaiserschnittfolgen für die Mutter*

Bei einem Kaiserschnitt wird die Schwangere zur Patientin, die junge Mutter zu einer zumindest vorübergehend pflegebedürftigen Frau. Alltägliche Handgriffe, aber auch z. B. der Gang zur Toilette oder das Stillen sind häufig durch Schmerzen der Kaiserschnittnaht erschwert und behindern nicht selten die liebevolle Beziehungsaufnahme („Bonding") mit dem Kind. Befinden sich ältere Geschwister im Haus, ist nach einer Kaiserschnittoperation Unterstützung im Haushalt sehr wichtig, denn in den ersten Wochen und Monaten darf die operierte Mutter keine schweren Lasten heben und sollte ausreichend Zeit finden, sich zu erholen.

Das Gefühl, die Geburt nicht eigenständig gemeistert zu haben, begleitet viele Frauen über Jahre und Jahrzehnte.

Wir müssen bedenken, dass die Stelle der Kaiserschnittnarbe auch die Körpermitte ist, die ins Ungleichgewicht geraten ist. Der Heilung und Pflege sollte große Aufmerksamkeit gewidmet werden, damit sich die Frau einige Zeit nach dem Kaiserschnitt wieder in ihrer Mitte ausgeglichen und „heil" fühlt.

Während oder direkt nach der OP zittern viele Frauen am ganzen Leib. Das ist völlig normal, da der Körper über das Zittern den hohen Adrenalingehalt im Körper abbaut und Verspannungen vorbeugt.

### *Kaiserschnittgeburten im europäischen Vergleich*

Die Häufigkeit von Kaiserschnittgeburten ist von Land zu Land verschieden. Kulturell geprägte Vorstellungen über die Geburt,

Unterschiede in der Entwicklung der medizinischen Geburtshilfe und in der Einbindung von Hebammen könnten dafür verantwortlich sein. In Europa gehört Deutschland zu den Ländern mit den höchsten Kaiserschnittraten. Dies zeigt eine Tabelle aus dem Europäischen Perinatalbericht 2008. Die Daten wurden im Jahr 2004 erfasst.

| **Land** | **Anzahl Kaiserschnitte pro 100 Geburten** | |
|---|---|---|
| Italien | 37,8 | |
| Portugal | 33,1 | |
| Malta | 28,3 | |
| Deutschland | 27,3 | (mittlerweile rund 33 %) |
| Polen | 26,3 | |
| Ungarn | 25,6 | |
| Luxemburg | 25,3 | |
| Irland | 25,1 | |
| Spanien | 24,6 | |
| Großbritannien | 24,5 | |
| Österreich | 23,5 | |
| Dänemark | 20,5 | |
| Frankreich | 20,2 | |
| Lettland | 19,6 | |
| Slowakei | 19,2 | |
| Belgien | 18,9 | |
| Estland | 17,7 | |
| Litauen | 17,4 | |
| Schweden | 17,4 | |
| Finnland | 17,1 | |
| Tschechien | 16,3 | |
| Norwegen | 15,6 | |
| Niederlande | 15,1 | |
| Slowenien | 14,4 | |

Statistiken zeigen, dass Mütter nach Vaginalgeburten öfter und länger stillen als nach einer Schnittentbindung. Zum Teil ist dies damit zu erklären, dass mehr Kaiserschnitt-Kinder medizinisch behandelt werden müssen und Mutter und Kind daher in den ersten 14 Tagen nach der Geburt häufiger getrennt sind. Stillprobleme können aber auch entstehen, weil es die Wundschmerzen nach der Operation der Mutter erschweren, ihr Kind zu versorgen. Zudem schießt die Milch nach einer Schnittentbindung später ein als nach einer normalen Geburt. Diese Nachteile lassen sich jedoch zu einem großen Teil ausgleichen, wenn die Mutter ausreichend unterstützt wird.

### *Fehl- und Totgeburt*

Ihr Kind durch eine Fehlgeburt oder Totgeburt zu verlieren, gehört zum Traurigsten, was Eltern widerfahren kann. Sie haben sich auf ein langes Leben mit ihm eingestellt und müssen nun nach kurzer Zeit Abschied nehmen. Für manche Eltern ist es das erste Mal, dass sie dem Tod so direkt begegnen.

### *Fehlgeburt*

Eine Fehlgeburt deutet darauf hin, dass mit dem Fetus etwas nicht in Ordnung war und er ohnehin nicht lebensfähig gewesen wäre.

Die meisten Frauen erleben dies im Laufe ihrer fruchtbaren Zeit, doch viele sprechen nicht darüber – obwohl es eine wunderbare Möglichkeit wäre, sich im Frauenkreis untereinander zu vernetzen und zu unterstützen. Leider machen sich die Frauen dann häufig Vorwürfe, hinterfragen ihren Körper auf seine perfekte Funktionalität und stoßen im Familienkreis häufig auf die Antwort: „Ihr seid ja noch jung, ihr könnt ja wieder ein Kind bekommen". Doch das hilft keineswegs – dieses Kind, das frau gerade verlor, ist unwiederbringlich und es darf darum getrauert werden!

*Kind ab 1. SSW (Schwangerschaftswoche) bis 500 g*

Bei einer Fehlgeburt bis 500 g ist keine Taufe möglich, aber eine Segnung. Es findet kein Eintrag in die amtlichen Bücher statt, das Kind hat keinen amtlichen Namen. Rechtlich handelt es sich nicht um eine Entbindung – daher kein Mutterschutz, kein Kündigungsschutz, kein Entbindungsgeld, keine Ansprüche auf Mutterschutzgesetz (Mutter wird als Kranke behandelt). Das Ende der Schwangerschaft muss dem Arbeitgeber gemeldet werden (sollte dieser bereits informiert gewesen sein).

*Totgeburt*

In der Vergangenheit gab es die Tendenz, ein tot geborenes Kind der Mutter sofort wegzunehmen und es ihr nicht zu zeigen, besonders dann nicht, wenn es missgebildet war. Wir wissen heute, dass dies den Trauerprozess erschwert. Für den Fall, dass die Mutter äußert, das Kind nicht sehen zu wollen, werden von den Hebammen oder dem Partner Fotos gemacht, so dass sie später ihr Baby anschauen kann, wenn sie dazu bereit ist. Zu sehen, dass das Baby tatsächlich missgebildet war, kann ihr bei der Trauerarbeit helfen, sie kann mit diesem Erlebnis Frieden schließen. Zu sehen, dass ihr Baby perfekt ausgebildet und hübsch war, kann verhindern, dass die Mutter sich vorstellt, sie sei unfähig, ein gesundes Kind zu gebären.

Das Baby zu sehen und es zu halten, kann ihr helfen, sich von ihrem Kind zu trennen. Oft geben Eltern dem Kind einen Namen und haben den Wunsch, ihr Kind zu beerdigen.

*Kind etwa 21. SSW über 500 g*

Bei einer Totgeburt ist keine Taufe möglich, aber Segnung. Die Geburt erscheint in den amtlichen Büchern und das Kind hat rechtlich einen Namen. Es ist rechtlich eine Entbindung, daher bestehen 12 Wochen Mutterschutz und Kündigungsschutz. Die

Mutter hat Anspruch auf Mutterschaftsgeld bzw. Entbindungsgeld sowie den vollen Anspruch auf Mutterschutz. Das Kind muss bestattet werden.

Die Art und Weise der Bestattung des Kindes ist enorm wichtig, auf die Wünsche der Eltern sollte deshalb unbedingt eingegangen werden.

### *Die schlechte Nachricht annehmen*

Auf die Mitteilung, dass das Herz ihres Babys nicht mehr schlägt oder dass es nicht lange leben wird, reagieren fast alle Eltern mit einem Schock. Es kann eine Weile dauern, bis es ihnen möglich ist, anstehende Entscheidungen zu treffen und sich etwa auf eine „stille Geburt“ vorzubereiten.

### *Den Abschied vollziehen*

Eine „stille Geburt“ und der frühe Abschied von ihrem Kind werden für die meisten Eltern unvergessen bleiben. Viele fühlen sich dem toten Kind noch lange Zeit verbunden. Den Abschied bewusst zu gestalten kann helfen, den Verlust begreifbar zu machen und neuen Mut zu fassen.

### *Abschiedsrituale und Bestattung*

Abschiedsrituale und Bestattungszeremonien können zu einer tröstlichen, tief empfundenen Erfahrung werden. Sie würdigen das kurze Dasein des Kindes und geben dem eigenen Schmerz eine Form. Sie können dabei helfen, neue Kraft zu finden.

*Zeiten der Trauer*

Trauer ist eine gesunde Reaktion, wenn man einen nahestehenden Menschen verloren hat. Sie ist so persönlich und so verschieden wie es unterschiedliche Menschen, Temperamente und Lebensgeschichten gibt.

*Martin Tim – mein kleines Kind*

Die Hebamme und Filmemacherin Katja Baumgarten berichtet über ihre Entscheidungsnot nach einer traurigen pränatalen Diagnose und von der kurzen Zeit mit ihrem vierten Kind. Ihr Sohn Martin lebte nach seiner Geburt noch dreieinhalb Stunden. Sie hat ihre Erfahrungen in der Filmdokumentation „Mein kleines Kind" festgehalten. Vielleicht kann betroffenen Eltern dieser Film bei einer Entscheidungsfindung helfen und/oder ihre Sichtweise auf das Geschehen verändern.

*Obduktion des Kindes*

Wenn die Ursache für den frühen Tod des Kindes unklar geblieben ist, kann eine Obduktion den Eltern Gewissheit geben. Dabei werden der Körper des Kindes und die Plazenta sorgfältig untersucht.

Betroffene Eltern haben ihre Wünsche bezüglich des Umgangs mit ihnen in dieser schweren Zeit an die Menschen gerichtet, die sie bestmöglich unterstützen und begleiten möchten:

- Sprechen Sie bitte mit uns! Wir sind froh über jede Gelegenheit, wenn wir über unser totes Baby sprechen können.

- Auch wenn wir uns wiederholen – hören Sie uns bitte zu. Unsere Geschichte ist nur kurz, aber uns ist sie enorm wichtig und wir müssen sie immer wieder erzählen. Wir haben leider nichts Neues zu berichten … Sagen Sie „Es tut uns leid!", wenn Ihnen die Worte fehlen. Auch zu sagen „Ich weiß nicht, was ich sagen soll" ist ehrlich und hilft.

- Manchmal sagt ein Händedruck oder eine Umarmung mehr, als tausend Worte …

- Denken Sie daran, dass die Zeit diese Wunde *nicht* heilt. Wir werden immer an unser Kind denken.

- Vergessen Sie bitte die Gedenktage nicht – Geburtstag, Todestag, geplanter Entbindungstermin, wann Einschulung gewesen wäre …

- Wenn Sie uns Hilfe anbieten wollen, kommen Sie auf uns zu! Warten Sie nicht, bis wir anrufen.

- Nehmen Sie uns einfach, wie wir momentan sind.  
Wir werden *nie mehr* dieselben Menschen sein wie vorher.

Verletzend sind Sätze, wie:

- „Ihr seid noch jung und könnt andere Kinder haben."
  (Mag sein, aber dieses Kind fehlt uns immer!)

- „Wer weiß, wozu es gut gewesen ist."
  (Mein Baby ist gestorben! Wozu soll das gut sein?)

- „Sei froh, dass es so früh passiert ist."

- „Glücklicherweise hast Du es ja kaum gekannt."

- „Du musst versuchen, es zu vergessen."
  (Unmöglich! Niemals!)

- „Zum Glück hast Du ja noch andere Kinder."
  (Welche dieses Kind aber nicht ersetzen können!)

- „Ich weiß, wie Du Dich fühlst."
  (Nur, wenn man die gleiche schlimme Erfahrung hat.)

*Wieder schwanger werden*

Nach dem frühen Verlust ihres Kindes sehnen sich manche Frauen danach, möglichst bald wieder schwanger zu werden. Andere brauchen Zeit, bis sie sich eine erneute Schwangerschaft wieder vorstellen können.

> **Tipp**
>
> Jede Schwangerschaft bedeutet einen Neubeginn und auch jede Geburt folgt ihrem eigenen Verlauf und so ist jedes Schwangerschafts- und Geburtserlebnis einzigartig.

# 6 Die Zeit nach der Geburt

Wir müssen die Kinder mit Wärme und Zärtlichkeit überreichlich füttern. Denn das brauchen sie ebenso sehr wie Nahrung. Wir sollten nie vergessen, wie angenehm es für das Kind im Mutterleib war. Nach der Geburt bleibt nur das unerträgliche Gefühl der Leere, nichts ist mehr da, was seinen Körper hält, es bewegt, die Geräusche sind anders, alle Sinneseindrücke sind fremd. Ein Kind zu berühren, zu wiegen, zu streicheln, versöhnt es mit dem fremden Außen. Das ist wahre Liebe.

Frédérick Leboyer

## 6.1 Alltag zu Hause – „mal schauen" oder gut organisiert?

Was werden Sie im Wochenbett in der ersten Zeit zu Hause brauchen? Selbst wenn Ihr Partner Urlaub genommen hat, um Sie in den ersten Wochen zu Hause im Alltag zu unterstützen, ist es hilfreich, wenn Sie im Vorfeld einiges so gestalten, dass Sie sehr viel Zeit „zu dritt – als Familie" genießen können. Je mehr vorher gut organisiert ist, desto intensiver können Sie die Zeit in Ruhe mit Ihrem Baby genießen.

Leider ist es häufig so, wie mir viele Mütter berichteten, dass eine Wöchnerin heutzutage nicht wie ein Ehrengast im Rahmen ihrer Familie gefeiert wird. Alle Besucher kommen und bestaunen das Baby, die Mutter erhält als Aufmerksamkeit oft nur ein paar Glückwunschfloskeln und einen Strauß Blumen. Natürlich gibt es da Ausnahmen, aber sie sind selten. Es wird sehr gerne gesehen, wenn die Mutter recht schnell wieder voll einsatzfähig ist und funktioniert, die Besucher am besten mit Kaffee und Kuchen bewirtet. Oft bleibt den Wöchnerinnen zu wenig Raum und Ruhe für Wochenbett, die Hormonumstellung und den Aufbau einer Stillbeziehung mit dem Baby.

### Tipp

Kochen Sie einfache Suppen und Eintöpfe vor und frieren Sie diese ein, so dass Sie etwas Nahrhaftes und Gesundes in den ersten Tagen zu Hause haben, ohne kochen zu müssen. Frieren Sie auch ruhig Brot, Brötchen und Kuchen ein.

Kaufen Sie im Vorfeld Wasser und Säfte ein und trinken Sie ausreichend Tee, Säfte, Wasser und Brühe (z. B. Ingwer-Energie-Suppe).

Nehmen Sie sich Zeit für das Erledigen aller Formalitäten – das muss nicht alles sofort und an einem Tag passieren.

Verbringen Sie viel Zeit mit Kuscheln im Bett oder auf dem Sofa, bewundern Sie Ihr Baby und schlafen Sie, wann immer Ihnen danach ist. Um diese Ruhe zu haben, bietet es sich an, die Türklingel und das Telefon abzustellen.

Machen Sie nach einigen Wochen ein großes Fest, bedanken Sie sich bei Ihren Helferinnen und Helfern und berichten Sie allen Gästen von der „heiligen ersten Zeit" als kleine Familie und wie sehr Sie diese dank der Unterstützung Ihrer Helfer genießen konnten.

## 6.2 Stillen – Lust oder Last?

„Meine Tochter kam gegen halb zwölf in der Nacht auf die Welt. Mein Mann begleitete uns noch aufs Zimmer, ging dann aber nach Hause. In der Nacht verzweifelte ich, denn mein Kind wollte nicht aufhören zu schreien. Die Schwestern versuchten es mit Tee und einer Elektrolytlösung, nichts half. Stillen sollte ich ja nur in regelmäßigen Abständen und dann nur für kurze Zeit. Irgendwie wusste ich mir und der Kleinen absolut nicht zu helfen. Und ich bedauerte es sehr, dass wir kein Familienzimmer hatten, so dass ich nun alleine war. Am nächsten Tag kam eine Schwester zu mir, die ausgebildete Hebamme war, und ich schüttete ihr mein Herz aus. Sie sagte: „Lassen Sie sich nicht verrückt machen durch das, was die anderen sagen. Wenn Sie das Gefühl haben, die Kleine braucht Ihre Nähe und will trinken, dann legen Sie sie an – egal wie viele Minuten inzwischen vergangen sind oder wie lange es dauert." Das nahm mir den Druck und die Unsicherheit. Und es half! Ich habe fast zwei Jahre lang meine Tochter gestillt." (Katharina)

Muttermilch ist perfekt auf die Bedürfnisse des Babys abgestimmt – kein industrielles Fertigprodukt kann Muttermilch ersetzen.

Umso erstaunlicher sind die aktuellen Umfrageergebnisse der Techniker Krankenkasse (TK), dass jede fünfte Mutter überhaupt nicht stillt und lediglich sechs von zehn Babys länger als drei Monate gestillt werden.

Vielen Müttern sind die Vorteile des Stillens bekannt: Gestillte Babys erkranken seltener an Mittelohrenentzündung und Infektionen des Magen-Darm-Traktes oder der Luftwege; Stillen beugt Allergien wie Heuschnupfen, Asthma und Neurodermitis vor; die Brust zu geben ist auch ein Fortführen der innigen Mutter-Kind-Beziehung, bietet viel Hautkontakt und ist immer und überall „einsatzbereit", wohingegen ein Fläschchen immer erst angerührt und auf die richtige Temperatur gebracht werden muss.

Als Ursachen dafür, dass sie nicht mindestens sechs Monate voll stillen, geben Frauen folgende Gründe an: Sie wurden von ihrem Partner nicht darin unterstützt, das Baby lange zu stillen; die Familie hielt es für „unnormal", dass das Kind nicht auch mal was „Richtiges" zu essen bekommt – außer der Muttermilch; sie hatten den Eindruck, nach einigen Monaten nicht mehr genügend Milch zu haben, damit ihr Baby satt wurde und einige gaben Stillprobleme wie entzündete Brustwarzen als Grund für das Ende der Stillbeziehung an.

### *Studien*

Mehrere Studien beschäftigen sich mit den Auswirkungen verschiedener Faktoren auf das Stillen: Die Untersuchung von Righard et al. 1992 verglich Neugeborene, die während der ersten 1 1/2 Stunden ungestört bei ihrer Mutter bleiben konnten, mit Kindern, die kurz zum Wiegen, Messen und Baden im gleichen Raum von ihrer Mutter getrennt wurden. Sie stellte fest, dass ein Teil der Kinder der zweiten Gruppe häufiger mit Saugverwirrung reagierten und auch kürzer gestillt wurden. In der gleichen Studie wurden Kinder, deren Mütter während der Geburt Schmerzmittel bekamen, mit Kindern, deren Mütter keine Schmerzmittel brauchten, verglichen. Ergebnis: Die Kinder der ersten Gruppe zeigten häufiger schon beim ersten Anlegen Stillschwierigkeiten, entwickelten vermehrt eine Saugstörung und wurden weniger häufig und kürzer gestillt.

Prof. Ackermann-Liebrich von der Uni Basel veröffentlichte 1994 eine Studie über die Stillhäufigkeit und Stilldauer in der Schweiz. Auch hier gab es ähnliche Ergebnisse: Kinder, die in der ersten Stunde nach der Geburt erstmals an die Brust gelegt wurden, wurden später länger gestillt als die Kinder, die erst nach 2–6 Stunden gestillt wurden.

### Tipp

Wofür auch immer Sie sich entscheiden, wichtig ist, dass Sie hinter Ihrer Entscheidung stehen. Sie sollten nicht in die Situation gebracht werden, Ihr Kind nur deshalb zu stillen, weil es Ihre Umgebung von Ihnen erwartet. Ebenso wenig sollten Sie Ihr Kind abstillen, weil es von Ihnen erwartet wird.

Suchen Sie bei Stillproblemen den Rat einer Stillberaterin. Diese kommt zu Ihnen nach Hause und kann Sie kompetent und fachkundig beraten. Eine Stillberaterin ist speziell ausgebildet und wird Ihnen verschiedene Möglichkeiten aufzeigen, um Stillprobleme zu beheben.

Sie finden Adressen von Stillberaterinnen im Bereich „Literaturtipps und nützliche Internetadressen"

Ob eine Frau stillt oder nicht, sollte ihre persönliche Entscheidung sein. Schade wäre es aber, wenn sie sich aufgrund falscher Informationen dagegen entscheiden würde.

*Stillen schadet dem Busen:* Die Brust wird durch das Stillen nicht verändert. Vielmehr sind Veränderungen der Brust schwangerschaftsbedingt und brauchen einige Zeit, um sich zurückzubilden. Frauen mit schwachem Bindegewebe werden wahrscheinlich größere Veränderungen feststellen. Wer also nicht möchte, dass der Busen sich verändert, darf nicht schwanger werden. Mit dem Stillen hat dies nichts zu tun!

*Stillpausen von zwei Stunden:* Untersuchungen haben ergeben, dass das Stillen in geringeren Abständen weder Bauchweh noch Blähungen verursacht. Im Gegenteil: Heute weiß man, dass ein Baby nach Bedarf gestillt werden sollte, ohne Zeitdruck und ständigen Blick auf die Uhr.

*Muttermilch ist nicht sättigend genug:* Oft haben Mütter Angst, ihre Milch sei zu dünn und deshalb nicht sättigend genug für ihr Baby. Dies stimmt aber ganz und gar nicht. Im Gegenteil: Muttermilch enthält genau das, was Babys brauchen. Der Bedarf an Flüssigkeit, Fett, Milchzucker, Eiweiß und anderen Nährstoffen wird optimal gedeckt – und zwar für jedes Alter des Babys, denn die Milch verändert ihre Zusammensetzung mit der Zeit. Braucht das Baby mehr, wird es mehr trinken, etwa bei einem Wachstumsschub.

*Milchprodukte sind Milch bildend:* Die Menge der Muttermilch kann nicht durch Milchprodukte wie etwa Joghurt oder Quark beeinflusst werden! Hier kommt es in erster Linie auf die Stillfrequenz an. Je öfter das Baby angelegt wird – etwa in Zeiten eines Wachtumsschubs, wenn es häufiger Hunger hat –, desto mehr Milch wird produziert. Dabei sollten die Stillmahlzeiten ausreichend lang sein. Außerdem ist es evtl. sinnvoll, das Baby abwechselnd an der linken oder rechten Brust anzulegen, da so die Milchmenge gleichmäßig in beiden Brüsten erhöht wird.

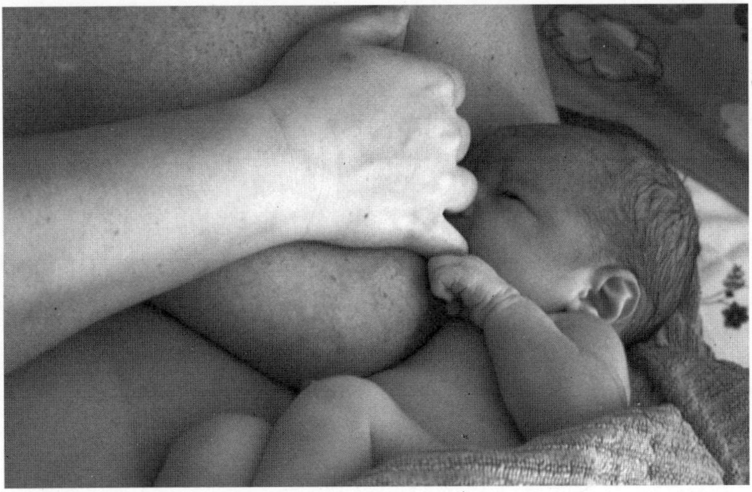

Wie bei den meisten Fragen rund um Schwangerschaft, Geburt und Kindererziehung gibt es auch zum Thema Stillen viele unterschiedliche Meinungen. Dabei gibt es meist zwei große Parteien – diejenigen, die Stillen für das Nonplusultra halten und nicht stillende Mütter am liebsten auf Körperverletzung verklagen würden, und diejenigen, die am liebsten gar nicht stillen möchten, sei es, weil sie nicht nur Mutter, sondern auch wieder Frau sein möchten, oder weil sie fürchten, ihren Busen dadurch zu ruinieren.

### *Argumente für das Stillen*

Die WHO empfiehlt eine Stillzeit von sechs Monaten und das Teilstillen bis mindestens zum zweiten Geburtstag.

### *Schutz vor Infektionen*

Der Schutz vor Infektionen stellt das wichtigste Argument für das Stillen dar. Bei Kindern unter einem Jahr soll so das Risiko für Infektionskrankheiten um 30–56 % vermindert sein und es soll weniger oft zur Säuglingssterblichkeit kommen. Außerdem heißt es, dass gestillte Kinder auch später seltener krank werden als nicht gestillte und z. B. weniger häufig an Diabetes mellitus erkranken.

### *Höhere Intelligenz*

Etliche Studien wollen einen Zusammenhang zwischen dem Stillen und einer höheren Intelligenzentwicklung belegt haben. Angeblich sollen gestillte Kinder, die voll gestillt wurden, einen um sieben Punkte höheren IQ haben und einen höheren gesellschaftlichen Status erreichen als nicht gestillte Kinder. Allerdings trifft dies nur auf Kinder zu, die eine bestimmte Version des Gens FADS2 aufweisen. Allgemein sind solche Studien mit Vorsicht zu genießen, da es genug Gegenbeispiele gibt und die Intelligenzentwicklung durch viele verschiedene Faktoren bestimmt wird – Stillen alleine genügt leider nicht, um dafür zu sorgen, dass aus einem Kind etwas wird!

### *Stillen fördert die Sprachentwicklung*

Beim Stillen werden die Bewegungsmuster geübt, die nachher für die Lautbildung benötigt werden. Deshalb kann Stillen förderlich sein für die Sprachentwicklung. Dies heißt aber nicht, dass ein Kind später Sprachstörungen entwickelt, nur weil es nicht gestillt wurde. Jedes Kind hat seine eigene Geschwindigkeit, wenn es um das Erlernen von Sprache geht, und eventuelle Entwicklungsverzögerungen bei nicht gestillten Kindern werden normalerweise später mit Leichtigkeit aufgeholt.

### *Größere Mutter-Kind-Bindung*

Durch das Stillen wird im Körper der Mutter das sog. „Liebeshormon“ Oxytocin ausgeschüttet, das dazu führt, dass die Mutter sich in ihr Baby verliebt. Das frühe Saugen und/oder Berühren an der Brustwarze und Areola (Brustwarzenhof) kann zu einer engeren Bindung zwischen Mutter und Kind führen, vor allem in den ersten 30 Minuten nach der Geburt. Mit anderen Worten: Auch

Mütter, die später nicht stillen, können in den ersten 30 Minuten diese Bindung zu ihrem Kind aufbauen. Außerdem bauen auch Mütter, denen das Baby direkt nach der Geburt zunächst weggenommen werden muss, ebenfalls eine starke Bindung zu ihrem Kind auf – dies dauert nur vielleicht etwas länger, was aber nicht bedeutet, dass sie schlechtere Mütter sind!

## 6.3 Tragen oder Kinderwagen?

Als Leiterin eines Schwangeren- und Stilltreffs habe ich den teilnehmenden Frauen über meine Erfahrungen mit dem Tragen meiner Kinder berichtet. Bei den meisten Frauen kam erst Ablehnung und dann Neugier auf, was es denn mit dem Tragen auf sich habe. Und vielleicht müsse nicht jede Tragehilfe sich so unangenehm anfühlen wie der Babybjörn von vor 10 Jahren, den sie von einer Freundin geschenkt bekamen, die diesen allerdings auch nie benutzt hatte. Also lud ich eine befreundete Trageberaterin ein, die den (werdenden) Müttern über zwei Stunden etwas über das Tragen im historischen Sinn und die verschiedenen Tragehilfen und Tragetücher erzählte und diese vorführte. Ausnahmslos alle Frauen waren begeistert und alle, die an dieser Trageberatung teilnahmen, tragen ihre Babys häufig und berichten sehr positiv davon.

Nicole Zobel (Trageberaterin) hat im Auftrag von Frau Prieller (Tragemaus) folgende Weisheiten rund ums Tragen zusammengetragen und stellt diese freundlicherweise zur Verfügung:

**Warum tragen?**

Die Augenblicke direkt nach der Geburt gehören dem Instinkt, der Intuition und dem weiblichen Wissen, das wir seit Jahrmillionen in uns tragen. Gelingt es uns, diesen Moment zu konservieren und als Schatzkästchen mütterlicher Weisheit anzunehmen, wird unser Familienleben reicher und liebevoller werden.

In diesem Schatzkästchen steckt auch das Wissen, dass winzig kleine Menschen, die erst wenige Wochen oder Monate alt sind, die Nähe eines anderen Menschen brauchen – 24 Stunden lang. Denn bis auf den Tast- und Geruchs- bzw. Geschmackssinn sind die Sinne noch nicht voll ausgereift. Informationen, wie „Mäuschen, Mama ist direkt nebenan!“ oder „Hallo, hier bin ich doch!“, kann ein Baby weder verarbeiten noch verstehen. Es muss fühlen und spüren, dass jemand da ist; schmecken und riechen, wer mit der Hand über das Köpfchen streichelt.

Auch die Mutter und der Vater brauchen die Nähe ihres Kindes. Bonding ist der moderne Begriff – Bindung und die Fähigkeit, eine Verbindung mit einem Menschen einzugehen, erklären, was er bedeutet, und machen deutlich: Dies ist keine Einbahnstraße, sondern ein wechselseitiges Erleben tiefer Verbundenheit.

## Von Nesthockern, Nestflüchtern und Traglingen

Nesthocker und Nestflüchter sind seit Langem bekannte Größen in der Entwicklungsbiologie. Dass der Mensch jedoch in keine dieser Kategorien passen will, sorgte lange Zeit für Unstimmigkeiten. Nesthocker kommen nackt und blind zur Welt und können sich nicht alleine fortbewegen. Sie sind in der Lage, stundenlang alleine im Nest auf die Rückkehr der Eltern zu warten – ohne einen Mucks von sich zu geben. Nestflüchter dagegen sehen den erwachsenen Exemplaren ihrer Gattung sehr ähnlich und können direkt nach der Geburt alleine stehen und kurz darauf laufen.

Der Mensch kommt weder blind noch vollkommen nackt auf die Welt, beginnt Kontaktlaute (bis hin zum Weinen) von sich zu geben, sobald die Eltern aus dem Blickfeld verschwinden, und lernt erst mit rund einem Jahr eigenständig zu stehen bzw. zu gehen. Dies und verschiedene Reflexe, wie der Klammergriff und der Spreiz-Anhock-Reflex (der Säugling zieht automatisch die Beinchen in „Froschhaltung“ an, wenn er freundlich angesprochen und/oder hochgenommen wird), weisen darauf hin, dass der Mensch ein Tragling ist. Bereits 1970 wurde dieser Begriff von dem Biologen Bernhard Hassenstein eingeführt und findet seitdem Anwendung auf Faultiere, Koalabären, verschiedene Affenarten – und den Menschen. Während vor allem die Babys etlicher Affenarten zu den aktiven Traglingen gehören, hat sich der Mensch im Laufe der Evolution (mit dem Verlust des körperbedeckenden Haarkleides) zum passiven Tragling entwickelt und muss während des Transports festgehalten werden.

Wird ein Baby vom Beginn seines Lebens an getragen, darf es neben Liebe, Geborgenheit und Sicherheit auch zahlreiche andere Erfahrungen sammeln. Sehen und Hören werden durch die überblickende Trageposition positiv beeinflusst, umhüllt vom Geruch der Tragenden lernt der Säugling sich und seinen Körper an die Bewegungen anzupassen – Körperempfinden und Gleichgewichtssinn werden geschult. Der Körper des Kindes nimmt bei richtiger Trageweise automatisch eine entwicklungsfördernde Haltung ein: Der gerundete Rücken entlastet das Becken und die Wirbelsäule, die erst im Laufe der ersten beiden Lebensjahre ihre typische S-Form bekommt. Daneben fördern die im idealen Winkel angezogenen Beine eine gesunde Entwicklung der Hüftgelenke (korrekte Trageweisen werden auch zur Unterstützung der Therapie bei der Diagnose von Hüftdysplasien empfohlen).

## Vorteile und Vorurteile

Hände frei für Hausarbeit. Das ist der Vorteil des Tragens, der überall gerne und an vorderster Stelle genannt wird. Viel wichtiger ist jedoch in den ersten Monaten des neuen Lebens die Möglichkeit, sein Kind lieben und kennenzulernen. Wer sein Kind trägt, lernt schnell die verschiedensten Signale und Laute zu deuten: Hunger, große und kleine Ausscheidungen, Liebesbedürfnis, Kommunikationswunsch, die verschiedenen Anzeichen für Müdigkeit oder den Wunsch nach Ruhe und Geborgenheit. Selbst Verdauungsprobleme und Blähungen können durch das Tragen verbessert bzw. vermieden werden. Die ständige Massage des Babybauches durch die Bewegungen der Tragenden regt die Darmtätigkeit an und Winde können leichter abgehen.

So lassen sich die meisten Bedürfnisse schon befriedigen, bevor das Kind sich unverstanden fühlt und herzzerreißend zu weinen beginnt. Schreien ist das letzte Mittel des Kindes, seine Existenzangst – die Angst keine Nahrung, Wärme oder menschliche Nähe zu bekommen – deutlich zu machen, und keineswegs ein Normalzustand.

Eine Studie des Kinderspitals Zürich (unter der Leitung von Dr. Urs A. Hunziker) beweist, dass mehrstündiges Tragen die Schreidauer bei Babys deutlich verringert und die Kinder auch während der Wachphasen zufriedener sind. Auch finden unruhige Kinder durch das Getragenwerden oft besser und schneller in den Schlaf.

Wer sein Kind trägt, verwöhnt es also nicht, sondern tut, was für den Erhalt und die gesunde Entwicklung des Nachwuchses von der Natur vorgesehen wurde: bestmögliche Rundum-Versorgung, Schutz vor Gefahren und den Widrigkeiten des Lebens. Dies bildet die Grundlage für tiefes Vertrauen und gegenseitigen Respekt.

Anders als im Kinderwagen muss sich ein Baby auch während der kalten Jahreszeit nicht vollständig selbst warm halten, sondern wird durch die Körperwärme der Tragenden unterstützt.

Viele Trageberaterinnen erfreuen sich wachsender Nachfrage nach einer persönlichen Trageberatung und berichten davon, dass Mütter häufig von den Großeltern einen Trageberatungs-Gutschein geschenkt bekommen. Dies könnte den Kreis schließen, da die Großeltern von heute spüren, was ihnen damals entgangen ist. Wenn ich in unserem Wald jogge, treffe ich häufig auf eine Oma mit ihrem Enkel in einer modernen Tragehilfe. Sie erzählte mir, dass es für ihren Rücken viel angenehmer sei, als das Kind nur einfach so auf dem Arm herumzutragen und dass der Kleine sich geborgen und sicher fühlen würde – und sie diese Spaziergänge sehr genieße. Den Kinderwagen würde sie nur nehmen, wenn es regnet.

# 7 Die Bedeutung der eigenen Geburt – Mütter berichten ihren Töchtern

Frauen aus der Generation meiner Großmutter berichten mir häufig: „Die Schmerzen der Geburt sind eine Strafe Gottes" oder aber sie zitieren direkt die Bibel: „... unter Schmerzen sollst Du gebären". Diese innere patriarchale Haltung steckt tiefer in uns Frauen, als wir uns das bewusst machen und wahrhaben wollen.

Wie wir selbst geboren wurden, ist sehr bedeutend für die Art und Weise, wie wir uns fühlen und was wir denken, wenn wir selbst schwanger sind und ein Kind erwarten. Es ist sehr wichtig, dass auch Sie sich mit Ihrer eigenen Geburtsgeschichte befassen und Schlüsse aus den Berichten Ihrer Mutter ziehen. Die Geburtshilfe hat sich in den letzten Jahren gewandelt, Sie haben heute andere Möglichkeiten – und es ist Ihre Entscheidung, *wie* Sie Ihr Kind gebären – und somit auch, welche Erfahrung Sie an Ihr Kind (möglicherweise an Ihre Tochter) weitergeben.

Im Folgenden lesen Sie Geburtsberichte von Müttern an ihre Töchter, zum Teil auch über mehrere Generationen. Lassen Sie sich beim Lesen von Ihren Emotionen tragen und entwickeln Sie ein Gefühl für die enormen Auswirkungen, die all Ihre Entscheidungen haben, die Sie vor, während und nach der Geburt treffen. Und vor allem, wie wichtig es ist, dass *Sie* Ihre Entscheidungen selbstbestimmt und gut informiert treffen. Nicht nur für sich heute, sondern für alle zukünftigen Generationen – Ihre Töchter, Enkel und Urenkel!

## Drei Generationen berichten ihren Töchtern

Ilse an Tochter Silvia
(1958, Hausgeburt)

Ilse berichtet, dass ihr Mann nach dem Sommerurlaub 1957 ihr auf den Kopf zu sagte: „Du bist schwanger!". Kurze Zeit später bemerkte Ilse durch morgendliche Übelkeit die Schwangerschaft mit Silvia. Am Nachmittag vor der Geburt im April bereitete sie mit ihrem Mann die Saatbeete vor. Abends bemerkte Ilse die ersten Wehen – seither machten sie am Geburtstag von Silvia die Beete fertig. Sie brachten die Schwester von Silvia zur Oma und Ilse legte sich noch etwas hin. Ihr Mann holte gegen 22 Uhr die Hebamme, und als diese kam, musste Ilse brechen und bekam Durchfall. Die Hebamme, Frau Grau, hörte mit dem Hörrohr die Herztöne ab, untersuchte den Muttermund und stellte fest, dass die Geburt gut voranging. Ilse hatte starke Schmerzen. „Vati hat immer mal ins Schlafzimmer reingeschaut, um nach mir zu gucken, ist aber wieder ausgerissen", berichtet sie. Die Wehen dauerten bis in den Morgen und nach ein paar Presswehen wurde Silvia morgens um halb sieben geboren. „Du sahst ganz anders aus als deine Schwester Marion, du hattest kräftige Schenkelchen – du kommst nach mir." Die Hebamme badete Silvia und legte sie angezogen ins Bettchen. Dann rief sie den Vater und er sagte, er sei froh, dass es geschafft war.

… 30 Jahre später bekam Silvia ihre Tochter Beatrice (1978 im Krankenhaus)

„In der 42. Schwangerschaftswoche platzte früh morgens die Fruchtblase – und damals war es so, es ging um 7 Uhr ins Krankenhaus“. Silvia wurde zwar selbst zu Hause geboren, aber in den 1970er-Jahren gab es in Deutschland nur noch sehr selten Hausgeburten und so ging sie in die Geburtsklinik. Der Vater wurde nach Hause geschickt und Silvia war alleine. Erst gegen neun Uhr verspürte sie erste schwache Wehen und es dauerte, ehe sie stärker wurden. „Ich habe immer auf die Uhr – eine Bahnhofsuhr – schauen können. Papa rief jede Stunde an und immer wurde er von der Hebamme vertröstet. Mit mir durfte er nicht sprechen.“ Plötzlich waren die Wehen weg und Silvia bekam von der Hebamme, Frau Kettner, eine Spritze, damit die Wehen wieder einsetzten. Gegen 13 Uhr rief der Vater noch mal an und danach ging es ganz schnell. Nach wenigen Presswehen war Beatrice geboren. „Ein hübsches Baby! Das schönste der ganzen Welt“ – hat Papa am Abend zur Besuchszeit gesagt. Er hat Dich ja nur durch die Glasscheibe gesehen. Ich bekam dich auch nur zum Stillen. Wir sollten uns ausruhen. So war es halt.“

… 25 Jahre später brachte Beatrice ihre Tochter Katharina zur Welt (2003, Hausgeburt)

Katharina war das zweite Kind von Beatrice. Ihr erstes hatte sie in der Geburtsklinik bekommen und war danach der Meinung, dass dies nicht der richtige Ort für sie zum Gebären war. Sie erinnerte sich an ihre Großmutter, die alle Kinder zu Hause geboren hatte, und beschloss, ihr zweites Kind würde auch eine Hausgeburt sein.

„Im April lernte ich unsere Hebamme Denise kennen und entschied zusammen mit deinem Papa, dass du zu Hause zur Welt kommen sollst.“ Eines Mittags bemerkte Beatrice, dass sie Fruchtwasser verlor. Am Abend kam die Hebamme vorbei, es passierte jedoch nichts. Dann legte sich der Vater noch mal hin, die Hebamme fuhr nach Hause, nur Beatrice konnte kein Auge zu tun, so aufgeregt war sie. Ab und zu spürte sie eine schwache Wehe. Am nächsten Morgen ging Beatrice nach dem Frühstück mit ihrem Mann spazieren, es fing an zu regnen und so waren sie alleine im nahe gelegenen Wald. Die frische Luft tat ihr sehr gut. Die Hebamme kam dann vorbei und massierte Beatrice den Bauch mit Öl ein, was die Wehen anregen sollte. Dass die Geburt nicht richtig begann, verunsicherte Beatrice. „Machst du dir über irgendwas Sorgen?", fragte Denise. „Nun, eigentlich nicht. Ich mache mir einige Gedanken, fühle mich auch etwas unter Druck, weil ich denke: Jetzt warten alle auf die Geburt …" Mittlerweile waren 23 Stunden seit dem Blasensprung vergangen, doch dem Baby und Beatrice ging es gut. „Ich legte mich wieder ins Bett und betete und gab die belastenden Gedanken ab. Mein Vertrauen wuchs und ich konnte loslassen."

Erst am späten Abend bekam Beatrice nach einer Spazierfahrt über holprige Straßen stärkere und regelmäßige Wehen. Beatrice bekam Durchfall und ihr wurde übel. Der Vater wollte die Hebamme anrufen, aber Beatrice entgegnete: „Ich brauche lange zum Kinderkriegen, wir haben noch Zeit."

Das Gefühl zwischen den Wehen war einfach nur Vorfreude auf das neue Familienmitglied. Sie lachten sich immer wieder an und der Vater rief die Hebamme Denise an. Gegen 0.45 Uhr war sie da. Die Wehen veratmete Beatrice jetzt im Vierfüßlerstand über dem Pezzi-Ball hängend. Denise setzte sich ganz ruhig an den Tisch und schrieb. „Ich konnte alles annehmen, ganz bewusst *Ja* sagen zum Wehenschmerz, die Wehen willkommen heißen. Zwischen den Wehen habe ich lachen und mich freuen können, während ich mich immer wieder mit einem kalten, feuchten, nach Lemongras duftenden Waschlappen erfrischen ließ."

Denise tönte mit Beatrice und half ihr, tiefe Töne zu finden. „Im Geburtsvorbereitungskurs fand ich das „Aaaaaahhh-Atmen" sehr komisch, aber genau das tat auf einmal so, so gut."

Die Hebamme Denise ist Hausgeburtshebamme, eine der wenigen im Umkreis. Sie legte Beatrice immer wieder warme Tücher auf den Rücken – was sehr angenehm war – und machte heiße Kompressen (mit Öl) auf den Damm. Die nächsten Wehen waren sehr heftig. Beatrice saß auf dem Bett und war kurz vorm Verzweifeln, als Denise sagte: „Sieh mich an!" „Ich machte die Augen auf und sah in ihr Gesicht. Sie schaute mir in die Augen und machte mir die Töne vor; ich machte alles nach und tatsächlich – Wehe geschafft. Ich kniete mich schnell wieder hin und presste mit. Ich fühlte zwischen meinen Beinen schon dein Köpfchen. War das ein schönes Gefühl! So schnell?!, dachte ich. Und bei der nächsten Wehe konnte ich dich – mein Baby auffangen. Dieses Glücksgefühl – ich hoffe, ich werde es niemals vergessen."

Das sind die Momente, die Frauen immer in Erinnerung bleiben werden. Wenn sie ihr Kind gebären und zu sich nehmen, durchströmt sie Dankbarkeit, Liebe, Glücksgefühl und Stolz. „Ich wollte, ich könnte diesen Moment einfrieren, um immer wieder davon zehren zu können."

Der Vater schrieb am Morgen nach der Geburt von Katharina:

„Manche Wunder geschehen dann, wenn Menschen schlafen. Dann bewegt sich Gottes Hand in gewohnter Leichtigkeit, streichelt sanft und warm über die Haut des Lebens.

Durch den letzten Schrei dringt Liebe in unsere Herzen – Schmerz wird zum Wissen über seine haltende Hand.

Durch den ersten Schrei – ein wenig gluckernd, kein Schrei der Angst – gießt sich Freude in unser Leben und erst nach langer Zeit erreicht uns die Müdigkeit – das Glück jedoch ist beständig.

Danke, Herr, für diese Nacht des Lebens."

**Nina berichtet über die Tradition der „Steißlage" in ihrer Familie**

Für jede schwangere Frau sind die Ultraschalluntersuchungen beim Frauenarzt ein Highlight. Endlich kann man sein Baby bestaunen! Jedes Mal wird es etwas spannender, weil man mehr erkennen kann. Gegen Ende der Schwangerschaft sollte nun endlich das Kleine mit dem Kopf nach unten liegen, sollte …

Bei mir und unserer Kleinen war es aber nicht so. Ich hoffte bei jedem Besuch, sie hat es sich anders überlegt. Jede größere Bewegung im Bauch wurde gleich aufs Umdrehen gedeutet. Dann wieder beim Arzt … und nichts war.

Dann begann ich mit gymnastischen Übungen, auch dagegen war sie immun.

In der 35. SSW hatten wir einen Termin im Krankenhaus zur äußeren Wendung. Ich ging sehr zuversichtlich an die Sache ran, weil mir die Ärzte auch sehr viel Mut machten. Ich habe drei Versuche tapfer durchgestanden und konnte auch schon mal Atemtechniken ausprobieren, da es doch mehr Schmerzen bereitet hatte, als gedacht. Doch unsere Kleine wollte einfach nicht.

Da ich für mich schon am Anfang der Schwangerschaft beschlossen hatte, dass ich nur im äußersten Notfall einen Kaiserschnitt haben möchte, war es eigentlich klar, dass ich auf natürlichem Weg meine Kleine auf die Welt bringen würde.

Wir hatten dann noch ein paar Gespräche mit den verantwortlichen Ärzten, ob einer spontanen Geburt nichts im Wege stehen würde, und es war alles O. K. Dann hieß es also warten.

Die Ärzte hatten mir geraten, mich von anderen Menschen nicht von meinem Vorhaben abbringen zu lassen, da dies schon oft der Fall gewesen sei. Viele Familienmitglieder, Freunde und Bekannte könnten einem mit solch einer Entscheidung das Leben ganz schön schwer machen: „Du setzt dein Kind aber einer Gefahr aus!" – „ Kaiserschnitt ist doch viel einfacher und sicherer!"

Bei mir war es zum Glück nicht der Fall. Mir wurden von allen Seiten gute Wünsche und Bewunderung für diese Entscheidung entgegengebracht. Gerade aus meiner Familie kam viel Zuspruch, da es schon zur Tradition gehörte, dass wenigstens ein Kind per Steißlage zur Welt kommt. Damals schon bei meiner Oma (mütterlicherseits) kamen zwei meiner Onkel mit den Füßen zuerst. Und auch bei meiner Mama kam mein Bruder mit den Füßen zuerst. Damals konnte man vorher keine Gegenmaßnahmen einleiten. Für meine Oma und Mama war es jedes Mal eine Überraschung, ebenso für die Ärzte. Dennoch ging alles gut.

Anfang Februar kam dann unsere Kleine mit dem Popo zuerst auf die Welt, in nur 6 Stunden.

## Zwei Generationen berichten ihren Töchtern

An Anette (geboren 1960 im Krankenhaus)

Erst zwei Jahre nach meiner Eheschließung erfuhr ich durch meine Ärztin, dass ich schwanger war. Es sollten Zwillinge werden. Die Ärztin empfahl mir auch vorsorglich das Aufsuchen eines Frauenarztes des Bensberger Krankenhauses. Dieser Arzt „verordnete" mir kochsalzfreie Kost und merkte den Entbindungstermin vor.

Der errechnete Geburtstermin war bereits um etwa acht Tage überschritten, als ich in den frühen Morgenstunden wegen Bauchschmerzen aufwachte. Das mussten Wehen sein! Euer Vater fuhr zur Arbeit. So etwa um 10 Uhr fuhr ich dann in Begleitung eurer Omi mit dem Taxi ins Bensberger Krankenhaus, das schon damals einen guten Ruf als Geburtsklinik hatte. Die Wehen kamen da noch unregelmäßig mit 30-minütigen Pausen und waren durchaus zu ertragen. Im Kreißsaal wurde ich dann untersucht und man fand alles regelgerecht. An die Wehen habe ich keine besondere Erinnerung. Da musste ich, ein Landkind, durch! Und eine Entbindung ist ja auch keine Krankheit! Aber irgendwie ging es mit der Geburt nicht weiter. Auch wehenfördernde Mittel und ein Entspannungsbad halfen nicht. Nach etwa 12 Stunden beschloss man dann, die Geburt „gewaltsam" voranzutreiben. Ich bekam eine Vollnarkose und erwachte erst, als Anette schon geboren war. Mit Hilfe einer

Zange? Oder Saugglocke? Ich weiß es nicht (mehr). Und ich musste erfahren, dass mein erstgeborenes Kind tot zur Welt gekommen war. Das war schlimm, aber ich hatte ja mein kleines, dünnes Mädchen (2525 g), meine Anette. Als ich sie das erste Mal sah, war sie schon frisch gebadet und gekleidet. Leider lag sie die längste Zeit mit all den anderen Neugeborenen im Baby-Zimmer. Nur zum Stillen durfte ich sie im Arm halten wie all die anderen Mütter im Sechs-Bett-Zimmer. Beim Stillen trugen wir Mütter einen Mundschutz! Einmal holte man mich auch vor das Fenster des Baby-Zimmers. Vom Flur aus zeigte man mir dann an meinem Kind, wie dies zu wickeln sei. Als äußerst lästig empfand ich auch die mehrmaligen Besuche des katholischen Krankenhauspfarrers, der unbedingt sofort und noch im Krankenhaus mein unschuldiges Kind taufen wollte. Der Vater war katholisch, ich, die Mutter, evangelisch.

Ich war glücklich, als ich endlich nach Hause durfte und mein Kind ununterbrochen umsorgen konnte. Gestillt habe ich Anette ein viertel Jahr, und zwar ab sechs Uhr morgens im 4-Stunden-Rhythmus. Die Omi hatte schon befürchtet, dass sie nicht satt würde, aber sie ist schwerer geworden und gewachsen! Eine beratende Hebamme habe ich nur im Krankenhaus gesehen.

Bis heute kann ich mir nicht verzeihen, dass ich nie meinen toten Sohn gesehen, geschweige denn im Arm gehalten habe. Ich muss wohl doch sehr „daneben“ gewesen sein. Die einzige Erinnerung an ihn ist die Rechnung für einen weiß lackierten Kindersarg (45 DM), Überführungskosten vom Krankenhaus zum Friedhof Bensberg (18 DM) und die Bestattungskosten (10 DM). Ist das nicht traurig? Nur mein Bruder schrieb uns einen ganz lieben Brief, um uns wegen unseres tot geborenen Sohnes zu trösten.

… 33 Jahre später bekam Anette ihre Tochter Hanna
(1993 im Krankenhaus)

19 Monate nach der Geburt ihres Sohnes brachte Anette ihre Tochter Hanna zur Welt. 11 Tage nach dem errechneten Termin

bemerkte Anette, dass die Fruchtblase geplatzt war – sie las ihrem Sohn gerade die Geschichte „Bodo Siebenschläfer“ vor. Ihr Mann rief die Oma an, die kam, um auf den Sohn aufzupassen. Als sie eintraf, machte sich Anette zusammen mit ihrem Mann auf den Weg ins Bensberger Krankenhaus, wo sie selbst geboren wurde. Im Auto bekam Anette Wehen und als sie im Krankenhaus ankam, hatte sie bereits alle fünf Minuten Wehen und der Muttermund war vier Zentimeter geöffnet. Bereits eine Stunde später kamen die ersten Presswehen. „Damit es aber nicht ganz so flott ging, hattest Du Dir überlegt, ein bisschen mit der Schulter stecken zu bleiben. In den Unterlagen steht, Du hattest einen tiefen Schulterquerstand.“ Hebamme, Arzt und Vater halfen nun dem Baby auf die Welt zu kommen. „Um 21.35 Uhr warst Du dann bei uns angekommen! Da war ich ganz schön froh!“ Doch damit nicht genug: Die Plazenta wollte sich nicht lösen, Anette bekam Arnica Globuli, Akupunktur und Oxytocin als Infusion, aber das half nichts. Deshalb musste die Plazenta unter Vollnarkose entfernt werden. Baby Hanna war in dieser Zeit beim Papa und hatte sich ganz zufrieden auf seinen Arm gekuschelt. Erst nachdem Anette aus der Narkose erwachte, konnte sie ihre Tochter zum ersten Mal stillen.

Wie haben Sie sich beim Lesen der Geburtsberichte gefühlt? Sind Sie neugierig auf Ihre eigene Geburtsgeschichte geworden? Vielleicht kann oder möchte Ihre Mutter nicht von Ihrer Geburt erzählen, dann ist es vielleicht eine Möglichkeit, dass sie es für Sie aufschreibt?! Oder Sie befragen andere Personen, die damals Ihrer Mutter nahestanden und die von Ihrer Geburt berichten können.

In manchen Familien lässt sich ein „roter Faden“ in Bezug auf das „Gebärverhalten“ und die Wahl des Geburtsortes erkennen. Da wir uns alle nicht bewusst an die eigene Geburt, unser Erleben in diesen Stunden erinnern können, wäre es doch sehr spannend, zu erfahren, was unsere Mütter und Großmütter berichten.

In der Schwangerschaft wandeln Sie sich, Sie erleben in sehr kurzer Zeit eine körperliche und geistige Entwicklung und dies haben bereits Ihre Mutter, Ihre Großmutter und Urgroßmutter erlebt. Deshalb stehen Sie in dieser besonderen Zeit Ihren Ahninnen auch besonders nahe. Trauen Sie sich ruhig ein wenig vom *„Hier und Jetzt"* weg und begeben Sie sich auf eine Reise in Ihrer Fantasie – in die Vergangenheit und auch in die Zukunft. Sie werden vielleicht auch die Geburt Ihrer Enkelin, vielleicht auch Ihrer Urenkelin erleben und können den roten Faden weiterspinnen, indem Sie sehr viele positive Affirmationen oder Mantras während Ihrer Schwangerschaft und Geburt erfahren, erleben und dann an die folgenden Generationen weitergeben. Welche Affirmationen hatten Ihre Ahninnen?

Hier einige Beispiele:

- Ich liebe meinen Körper
- Ich bin eine starke Frau
- Mein Körper versorgt mein Baby
- Mein Körper weiß, wie Gebären funktioniert
- Ich fühle mich gut, schwanger zu sein
- Ich vertraue meiner inneren Stimme
- Ich höre auf meinen Körper und mein Herz
- Ich vertraue der Natur
- Meine Liebe umgibt mein Baby
- Ich freue mich auf die Geburt meines Babys
- Ich fliege leicht durch jede Wehe und freue mich auf jede Pause
- Mein Baby wird in meine/unsere Hände geboren
- Mein Baby ist gesund
- Mein Baby und ich wissen, wie stillen gut klappt
- Stillen ist gesund und beruhigend für uns beide
- Ich würdige die Weisheit, die mein Baby hat
- Ich folge meinem Herzen, um mein Kind mit Liebe zu erziehen

Raum für eigene Gedanken, Gefühle oder vielleicht ein kurzer Bericht Ihrer Mutter von Ihrer Geburt:

# 8 Natürlich gebären im 21. Jahrhundert

Um sich auf eine lebensnotwendige Symbiose einzulassen und Verantwortung zu übernehmen, brauchen schwangere Frauen eine besondere Fürsorge und Stärkung durch die Personen, die sie begleiten, und die Gemeinschaft, die sie umgibt. Da sie sich in einer zentralen Phase des Übergangs befinden, die mit Unsicherheit und Ängsten verbunden ist, sind schwangere Frauen in dieser Hinsicht besonders bedürftig. In vielen Kulturen erhalten Schwangere deshalb einen besonderen Schutz durch die Gemeinschaft.

Angelica Hensel, Hebamme, Ethnologin, Journalistin

Von allen Personen, die von Berufs wegen mit Schwangeren, Gebärenden, Wöchnerinnen, Müttern, Vätern, Kindern arbeiten, wünsche ich größtmögliche Achtsamkeit und Aufmerksamkeit, um die Bedürfnisse der Frauen/werdenden Eltern und deren Kinder zu respektieren und zu erfüllen.

Ein positives Erleben dieser sensiblen und besonderen Zeit in Würde und Selbstbestimmtheit und deren psychische und physische Faktoren haben große Wirkung auf das spätere familiäre Zusammenleben und die Bindung zwischen Mutter/Vater und Kind.

Die Zeit der Distanzierung und Anonymisierung sollte vorbei sein und das Vertrauen in die Fähigkeiten von Mutter und Kind während Schwangerschaft und Geburt sollte stetig wachsen. Mediziner sollten in diesen natürlichen Prozess nur eingreifen, wenn es unbedingt erforderlich ist. Hebammen dürfen sich wieder ihre Hebammenkunst aneignen und praktizieren und werden nicht weiterhin als medizinisch-technisches Hilfspersonal gesehen.

Frauen unterstützen einander und bilden Netzwerke der Betreuung und Versorgung untereinander – und lassen Konkurrenzgefühle und Missgunst außen vor.

Das Erschreckendste, das ich in den letzten Jahren zum Thema „Zukünftige Entwicklung des Gebärverhaltens" gelesen habe, war der Bericht eines brasilianischen Gynäkologen, der folgende Entwicklung befürchtet: Da in vielen großen Privatkliniken in Brasilien die Kaiserschnittrate bei 85 % und höher liegt, gebären kaum noch Frauen auf natürliche Weise. Die Tradition in den Familien geht in die Richtung, dass ein Ehemann nur ein guter Ehemann ist, wenn er seiner Frau die Geburtsschmerzen erspart und ihr einen Kaiserschnitt schenkt bzw. „bezahlt" (da dieser eine Privatleistung ist). Das Schönheitsideal geht so weit, dass Frauen sich nach einer vaginalen Geburt ihre Schamlippen von einem Schönheitschirurgen „liften" lassen, und viele Frauen befürchten, dass der Sexualverkehr nicht mehr so intensiv spürbar (vor allem für den Mann) ist, wenn sie ein Kind auf natürlichem Wege gebären. Unter dem Slogan „Preserve your Love-Channel" wird der geplante Wunschkaiserschnitt vor allem von „Promis" propagiert. Der Gynäkologe befürchtet, dass in einigen Jahren nur noch wenige Frauen natürlich entbinden – und somit viel Wissen rund um die natürliche Geburtshilfe und für zukünftige Generationen von Frauen Wissen in Bezug auf die selbstbestimmte, natürliche Geburt verloren geht.

„Die Frau sagt oft, sie möchte keine Schmerzen erleiden. Ich denke aber, das Ganze ist sehr auf die Bequemlichkeit der Mehrheit der Ärzte zurückzuführen, die lieber die Geburt nach genau vorbestimmtem Termin wollen und mit der Überwachung einer natürlichen Geburt, die meistens 10 bis 12 Stunden in Anspruch nimmt, nichts zu tun haben wollen," sagt José Maia Vinagre, Bundesrat für Medizin, Brasilien.

Während der Doula-Ausbildung und bei Fortbildungen beschäftigen wir uns regelmäßig damit, welche Fantasien wir als Mütter haben, wenn wir uns wünschen könnten, wie Frauen, also unsere Töchter und Enkelinnen in 10, 20 oder 50 Jahren gebären. Diese Visionen sind wichtig, um Ziele und Ideen zu formulieren, die Veränderungen in der Geburtshilfe bewirken können.

Um eine Vision zu entwickeln, müssen wir erst einmal betrachten, wie in den zurückliegenden Jahrzehnten geboren wurde und wie der Stand der Geburtshilfe aktuell ist. Was darf/kann/muss sich verändern?

Bei meiner Recherche zu dem Thema stieß ich auf den Vortrag von Silke Gieseler, Hebamme und Mutter dreier Kinder, die im geschichtlichen Kontext über Frauen, Gebären und Hebammenkunst sprach. Freundlicherweise genehmigte sie die Veröffentlichung von Auszügen aus ihrem Vortrag, den ich sowohl werdenden Eltern als auch Fachleuten sehr empfehlen möchte:

> Rückblickend kann gesagt werden, dass Gebären in den vergangenen Jahrhunderten und Jahrtausenden immer ein zutiefst weiblicher Vorgang war und in der Regel von Frauen begleitet wurde. Das mussten nicht immer Hebammen sein, das konnten auch Mütter, Verwandte, Nachbarinnen oder sogenannte weise Frauen sein; auf jeden Fall waren Frauen dabei, die selbst geboren hatten und der Frau unter der Geburt in jedweder Weise den Rücken stärkten, wenngleich sie natürlich selbst die Geburtsarbeit leisten musste. Die ureigenste Aufgabe der Hebamme hat im Grunde keine medizinischen Aspekte, obschon die Hebamme heutzutage größtenteils zum medizinisch-klinischen Pflegepersonal degradiert ist oder sich hat degradieren

lassen. Da, wo Medizin notwendig wird in der Geburtshilfe, ist ein geburtshilflicher Notfall. Die Normalität einer Geburt bedarf keiner Medizin. Die erfahrenen Frauen, die in der Vergangenheit die Gebärenden begleitet haben, konnten aus ihrem Erfahrungsschatz und dem der Generationen, aus Empathie und Intuition heraus eine große Stütze und Rückendeckung, aber auch eine Lehrmeisterin für die werdende Mutter sein und sie so durch die Geburt geleiten. Natürlich drängt sich in diesem Kontext die Frage auf, wo Hebammen denn das noch lernen können, wer sind ihre Lehrmeister? Die Ausbildungen finden an großen Geburtskliniken mit einer hohen Interventionsrate (über 90 %) statt. Es wird für Hebammenschülerinnen schwierig, an einem Ort, an dem ständig künstlich verfälschte Geburtsabläufe stattfinden, das Verhalten bei einer normalen Geburt zu erlernen und das Wesentliche in der Hebammenarbeit zu erfassen, nämlich dem Prozess der Geburt zu vertrauen und zugleich für das Unerwartete jederzeit bereit zu sein.

Zu allen Zeiten gab es bestimmte, innerhalb der Kulturkreise ganz unterschiedliche Rituale, Zeremonien, um Frauen in den Übergangsphasen des Lebens zu initiieren. Eine der ersten Übergangsphasen dabei ist die Menarche, die erste Regelblutung, durch die ein Mädchen zur Frau wird. Genau da fängt das Dilemma an: Weitestgehend sind uns diese Rituale abhandengekommen, ganz im Gegenteil sogar wird die erste Blutung von den meisten Müttern (das weibliche Vorbild der Mädchen) eher mit Sorge und auch mitleidig betrachtet. Was passiert aber meistens, nachdem die Mädchen ihre erste ganz naturbedingte Regel bekommen haben? Ein neues, modernes Ritual? Sie werden zum Arzt für Frauenkrankheiten geschickt, dem Gynäkologen, und müssen sich einem „Check" unterziehen. Was impliziert das, welche Botschaft steckt dahinter? Der weibliche Leib ist kontrollbedürftig. Die normalen physiologischen Vorgänge in der Frau müssen ärztlich überprüft werden!

Mit diesem neuartigen Wissen und Selbstverständnis geht eine moderne Frau dann in die Schwangerschaft, wo sich das Ganze natürlich zwangsläufig fortsetzt. Eine Frau, die in Deutschland zurzeit die Ahnung einer Schwangerschaft hat, geht zum Arzt, um sich diese von ihm bestätigen zu lassen, und begibt sich damit von Anfang an in den Kontrollapparat der Medizin. Schwangerschaft und Geburt wird gegenwärtig als medizinischer Vorgang betrachtet.

Neben den gängigen Mutterpassuntersuchungen, deren Sinn oder Unsinn gemeinsam mit der Frau/dem Paar besprochen wird, und die dann im Einverständnis mit der Frau durchgeführt werden oder die sie selbst zu Hause durchführen kann (denn wiegen kann sich wohl jede Frau noch selbst), steht in erster Linie vorrangig die Wahrnehmung der Frau als ganzer Mensch. Das ist natürlich sehr subjektiv, drei verschiedene Menschen werden ein und denselben Menschen unterschiedlich wahrnehmen. Aber das macht gar nichts, die Subjektivität ist sogar ganz wichtig und gewünscht; nicht umsonst hat die Frau die jeweilige Hebamme gewählt und die Hebamme die Frau zur Betreuung angenommen und das Verhältnis, welches die beiden im Laufe der Schwangerschaft zueinander entwickeln, ist für die weitere Entwicklung von tragender Bedeutung.

Für viele Menschen ist das in dieser Zeit der zunehmenden Anonymität und persönlichen Kontaktarmut befremdlich, wird aber häufig nach den ersten wundersamen Unsicherheiten mit Freuden angenommen, wie ich immer wieder feststellen kann. Gleiches ist zu beobachten bei der Berührung. Es sollte keine Hebamme die Berührung scheuen.

Jede Hebamme hat zum Glück noch die leopoldschen Handgriffe gelernt, anhand derer sie sich einen Überblick verschaffen kann über Wachstum, Größe und Lage des Kindes. Außerdem sind wir im Besitz des altbewährten Hörrohrs zum Hören der kindlichen Herztöne, dessen einfache Funktionalität nie einem technischen Defekt unterliegt. Die eigentlich traditionellen Aufgaben einer Hebamme: Zuhören, fühlen, erkennen, stärken und begleiten stehen im reißenden Spagat zu der zunehmenden Medikalisierung, den damit verbundenen Störungsängsten und nachfolgend den juristischen Problemen. Viele Hebammen sehen sich daher diesem enormen Druck zu Recht nicht mehr gewachsen und arbeiten in anderen Berufen oder im Bereich des Hebammenwesens, das die Geburt als wesentlichen Kern unserer Arbeit nicht mehr mit einschließt.

Im Grunde ist die Schwangerschaft mit ihren physiologischen Begleitumständen eine gute Vorbereitung auf das Muttersein. Der Bauch wächst, egal, ob die Frau einen Schlankheitswahn hat oder nicht; es liegt völlig außerhalb ihrer Beeinflussung. Das Kind verschafft sich Raum, und auch später verschafft es sich Raum. Die Frau muss zum Ende der Schwangerschaft mehrmals nachts zur Toilette, und auch das ist eine Vorbereitung auf die Stillzeit. Und so kann es fortgeführt werden.

Es sollte unser Anliegen sein, die Bindung der Mutter zu ihrem Kind zu stärken, um eine gute Lösung vorzubereiten. Die Bremer Psychologin Colette Mergeay hat in einem Vortrag über den Kreislauf von Bindung und Lösung sehr eindrücklich und plausibel gesprochen. Eine gute Bindung bedingt eine gute Lösung und eine gute Lösung wieder eine gute Bindung. Das Leben läuft nicht linear, sondern wellenförmig. Eine gute Bindung in der Schwangerschaft bewirkt eine gute Ent-bindung und eine gute Ent-bindung bewirkt wieder eine gute Bindung. Und wenn eine gute Bindung besteht zwischen Mutter/Eltern und Kind, wird es später in der Pubertät eine gute Lösung geben, die wichtig und richtig für den Heranwachsenden ist. Und ist eine gute Lösung da, gibt es später beim reifen Erwachsenen oft wieder eine gute Verbindung, ein Verbundensein zu den Eltern, und damit ein Verbundensein mit den Wurzeln.

Früher waren die Frauen aufgeklärt durch den Familienverband und Menschen im engeren Umkreis und nicht zuletzt durch das Miterleben von Geburten ihnen nahestehender Menschen. Es scheint so, dass in dieser Zeit der Medienaufklärung (es vergeht kaum ein Tag, an dem keine Geburt im TV gezeigt wird, und auch die Lektüreauswahl ist enorm und nur allzu oft enorm schlecht) die Menschen weniger aufgeklärt sind als vor 100 Jahren.

Es ist ein anderes Wissen, das dort weitergegeben worden ist, ein Wissen, von aus heutiger Sicht unschätzbarem Wert für die Entwicklung jeder Frau, die die Phase hin zur Mutter durchschreitet. Dieses Wissen müssen wir uns heute neu erringen und dann erfahrbar werden lassen.

Ich möchte Frauen, die schwanger werden wollen, raten, sich schon im Vorfeld intensiv mit ihrer ganzen weiblichen Kraft darauf vorzubereiten, viel in das Fühlen zu gehen und weniger zu lesen. Das Fühlen ist uns in dieser Gesellschaft, in der die Frau „ihren Mann steht", vielfach verloren gegangen. Es muss tatsächlich zum Teil neu erlernt werden, dafür braucht es Zeit und Ruhe, Rückzug – alles Qualitäten oder Zustände, die wie Fremdwörter erscheinen.

Herzenswärme sollte eine Geburt durchfluten, der Start des Menschen ins Erdenleben kann von keiner besseren Qualität getragen sein, als von bedingungsloser Liebe.

Zum einen ist die Zufriedenheit der Gebärenden bedeutsamer geworden, zum anderen müssen sich viele Frauen heutzutage wie eine Ausbrütmaschine fühlen, wenn ein Gynäkologe, wie der ehemalige Vorsitzende der Gynäkologen, die Geburt folgendermaßen umschreibt: „Die Geburt ist ein biologischer Vorgang mit dem Ziel, einem bereits vorhandenen Menschen auf die Welt zu helfen. Es geht um die Erhaltung der Art, wobei im Mittelpunkt das Kind steht, nicht die Mutter." Das ist letztlich die gängige Geisteshaltung und jede Frau, die selbstbestimmt von der Norm abweicht, sieht sich mit der Drohung konfrontiert: „Denken Sie an Ihr Kind; Sie haben Verantwortung für zwei!" Alles, was nicht den gängigen Standards entspricht, wird als verantwortungslos abgekanzelt.

Jede Frau, die auf natürlichem Weg in einem geschützten Raum ihr Kind geboren hat und dabei ihre Kraft, auch ihre Grenze, das pulsierende Leben gespürt hat, wird bestätigen, dass sie in ihrem weiblichen Potential über sich selbst hinausgewachsen ist; sie ist angefüllt mit Stolz und sie ist eine andere, als sie es vorher war.

Auch beim Wochenbett sind uns die Rituale abhandengekommen. Eine Frau findet eben als Hülle für die Arterhaltung und als Wirtschaftsfaktor in der Schwangerschaft meistens eine große Beachtung; viele fragen sorgenvoll nach dem Wohlergehen und geben Tipps; die Frau soll sich schonen, ja nichts unternehmen, was dem Kind schaden könnte. Nach der Geburt soll die Frau, die ja Großes vollbracht hat, augenblicklich wieder funktionieren. Statt als Nachbarn, wie früher üblich, das Mittagessen für die Wöchnerin zu kochen, kommen heute Nachbarn, Verwandte und Freunde mit dem Anspruch auf Bewirtung und erwarten eine glücklich strahlende, fertiggestylte, für sie flitzende Wöchnerin. Die Frauen sind in einem starken körperlichen Prozess, einmal durch das Stillen, aber auch durch die Rückbildung mitsamt den ganzen dazugehörenden Hormonumstellungen. Das wird nicht oder nicht ausreichend gesehen! Das Wort „Wochenbett" scheint aus unserem Sprachschatz entschwunden zu sein oder zumindest seine Bedeutung. Eine neue Wochenbettkultur wäre wünschenswert, Wochenbett als Flitterwochen für Mutter und Kind.

Dieses Kapitel möchte ich gerne mit dem bereits am Anfang des Buches erwähnten Zitat schließen:

> Doulas wollen zusammen mit Hebammen einen Frauenkreis bilden, der es sich zur Aufgabe macht, aus Solidarität und Mitgefühl andere Frauen bei dieser zentralen Lebenserfahrung zu unterstützen.
> Es ist in unserem Interesse, deutlich zu machen, dass Geburtshilfe ein traditionelles Frauenhandwerk ist.
>
> Hebammenzeitung 09, „Die Mutter bemuttern"
> von Kristina Wierzba-Bloedorn, Doula

# Nachwort

Das Wissen der Doula und ihre Präsenz bringt viel mehr für Ihr Geburtserlebnis als nur die Effekte, die in den Studien nachgewiesen wurden. Die Ruhe der Doula und ihre unterstützende Anwesenheit hilft Ihnen, zu sich selbst zu kommen. Geburt ist eine Zeit der Wandlung in unserem Leben, in der wir eine einmalige Gelegenheit haben, neue Stärke zu entdecken, die wir dann in viele andere Bereiche unseres Lebens übertragen können.

In diesem Buch hat Ihnen Melanie Schöne Einblicke in das „Doula-Wissen" gegeben, so dass Sie nun alle Möglichkeiten für Ihr eigenes Geburtserlebnis kennen.

Ich erinnere mich an die erste Begegnung mit Melanie, als sie selbst die Ausbildung zur Doula absolvierte. Ihre Leidenschaft für die Doula-Arbeit sprühte aus ihren freundlichen Augen. Kurze Zeit danach organisierte sie die erste Doula-Ausbildung in Freisbach und fragte mich, ob ich kommen würde, um dort zu unterrichten. So war ich von Anfang an ein Teil der Doulas in Deutschland.

Melanie hatte ein hübsches altes Fachwerkhaus für uns gefunden, wo wir für ein langes Wochenende zusammen wohnten und lernten. Sie nährte Körper, Geist und Seele, so dass alle Frauen die Doula-Arbeit erforschen konnten und dadurch das alte Wissen, das über Generationen von Frau zu Frau weitergereicht wurde, wieder neu entdeckten. Leider haben wir dieses Wissen in letzter Zeit vergessen, als wir unsere Verbindung zur Geburt verloren und sie der Technik und Medizin übergaben.

Wir tanzten, sangen, malten und erlernten praktische Fertigkeiten/Kenntnisse aus aller Welt, die Frauen benutzen, um einander während der Geburt zu helfen. An einem Abend teilten wir unsere eigenen Geburtsgeschichten und damit eröffnete sich uns die kraftvolle weibliche Unterstützung aller Frauen unseres Lebens und das heilende Wissen von bedingungsloser Akzeptanz und Liebe.

Melanie ist eine weise Frau, Doula, Mutter und Freundin. Sie hat mein Leben berührt und jedes Doula-Ausbildungs-Wochenende mit ihr brachte viele neue Gelegenheiten für gemeinsames Wachstum. Ich glaube, sie wird beim Lesen ihres Buches auch Sie berühren.

Ich hoffe, Sie finden Ihren eigenen Unterstützungskreis für Ihre Geburt ebenso wie im Leben. Vertrauen Sie Ihrer inneren Weisheit, fühlen Sie Ihre Stärke und lassen Sie sich von den Frauen und Doulas in Ihrem Leben umsorgen.

Geburt ist ein Initiationsritus, es wird Zeit diese traditionelle Weisheit wieder zu entdecken, zu schätzen und zu bewahren und die Kraft der Geburt in unserem Leben anzuerkennen. Es ist nicht irgendein Tag in unserem Leben … es ist ein Tag, der die Kraft hat, zu verändern, wie wir uns mit unserem Körper fühlen, unserer Mütterlichkeit und uns selbst.

Doulas ändern zurzeit die „Welt der Geburt“. Wie unsere Hebammen in den USA sagen: „Peace on Earth begins at Birth – Frieden auf Erden beginnt bei der Geburt“.

Herzlichst

Debra Pascali-Bonaro[5]

5 Debra ist Mutter von 6 Kindern, lebt in New Jersey, ist Mitgründerin und internationale Repräsentantin von DONA International (Doulas of North America). Sie

# Anhang

## Die erste Doula

Aufgrund der ersten Studien von Klaus und Kennell und dem damit verbundenen Entdecken der ersten „Doula“ gründete sich Anfang der 1970er-Jahre der Verband „Doulas of North America“ (DONA) und daraus resultierte bald eine Ausbildung zur sogenannten „Birth Doula“ (Geburtsdoula). Nachdem sich die Doulas in den USA und anderen Ländern in der Gesellschaft etabliert haben, bilden Trainerinnen von DONA mittlerweile weltweit Doulas aus.

Alle Frauen, die als Doula arbeiten oder gerade damit beginnen, bewegen sich auf den Fußspuren der „ersten Doula“, die

---

ist DONA-Trainerin und hält weltweit Vorträge zu Themen rund um Schwangerschaft und Geburt. Sie ist Produzentin des Geburtsfilmes *„Orgasmic Birth: The Best-Kept Secret“* und Koautorin des dazu erschienen Buches *„Orgasmic Birth: Your Guide to a Safe, Satisfying and Pleasurable Birth Experience“*.

in den 1970er-Jahren als Studentin an den Untersuchungen zur Bindungsforschung zwischen Mutter und Kind von den Wissenschaftlern Klaus und Kennell teilnahm: Wendy. Es wurde das Verhalten von Müttern untersucht, die im Vergleich zu anderen Müttern nicht gleich nach der Geburt von ihren Kindern getrennt wurden, und man wollte herausfinden, was Mütter nach der Geburt in der ersten Stunde mit ihrem Kind machen.

Jene Frauen, die bestimmten Kriterien entsprachen und die bereit waren, an der Studie teilzunehmen, erhielten bei der Ankunft im Krankenhaus einen Umschlag. So wurde entschieden, ob sie die übliche Versorgung bekamen oder Rooming-in und die Möglichkeit, extra Kontakt zu ihrem Baby zu haben. Wendy und die anderen Studenten sollten jene Gruppe, die die Extrabehandlung bekam, nach der Geburt beobachten.

Dazu sollten die Studentinnen in einer Ecke des Kreißsaals still sitzen und notieren, was sie beobachteten. Die Studentinnen kannten die Frauen vorher nicht und sie durften erst nach der Geburt in den Kreißsaal, um ihre Notizen zu machen. Dieser Untersuchung vorausgegangen waren Beobachtungen bei Ziegen, die ihre Lämmer nicht mehr säugten, wenn diese länger als 20 Minuten nach der Geburt von ihnen getrennt waren. Die Trennung von Mutter und Kind war in den 1970er-Jahren weltweit verbreitet und wurde u. a. damit begründet, dass sich die Mutter erst einmal von den Anstrengungen der Geburt erholen sollte.

Auch die 19-jährige Studentin Wendy sollte 10 Frauen nach der Geburt beobachten. Als ihre Aufzeichnungen ausgewertet wurden, waren alle sehr erstaunt, da sich ihre Ergebnisse sehr von denen der anderen Studentinnen unterschieden. Die Frauen, die sie beobachtete, hatten wesentlich leichtere und kürzere Geburten, weniger medizinische Interventionen, waren sehr zufrieden mit ihrem Geburtserlebnis und stillten ihre Babys nach der Geburt. Klaus und Kennell sprachen mit Wendy und fragten sie, was sie gemacht habe. „Ich konnte nicht draußen bleiben; ich konnte einfach nicht mit den Hebammen und Studenten dort sitzen, während die Frauen oft zu dritt in einem Raum allein gelassen wurden", berichtete Wendy. Was also tat sie im Kreißsaal? Wendy streichelte das Haar der Gebärenden, hielt ihre Hand und sagte ihr ein paar nette Worte. „Ich war 19 und hatte keine Ahnung von randomisierten kontrollierten Doppelblindstudien" so Wendy. Erst waren Klaus und Kennell etwas ärgerlich darüber, dass sie die Untersuchungsergebnisse „verfälscht" hatte und sie ihre 10 Geburten nicht in die Studie aufnehmen konnten.

Doch sie dachten über Wendys Arbeit nach und so kamen sie zu der Erkenntnis, dass es wohl einen großen Unterschied macht, wenn Frauen während der Wehen kontinuierliche Unterstützung haben und jemand für sie da ist, der ihnen Gutes tut.

Im Team der Wissenschaftler war auch eine Ethnologin namens Dana Raphael. Sie erforschte in den frühen 1970er-Jahren das weltweite Stillverhalten und die Stillbeziehung von Müttern und Babys – und sie bestätigte, dass es diese Form der Unterstützung unter Frauen bei einer Geburt in vielen Kulturen überall auf der Welt gab und teilweise auch noch anzutreffen ist. Sie nannte dieses Unterstützen „mother the mother" (die Mutter bemuttern).

Dana Raphael fand allerdings erst keine Bezeichnung oder einen Namen dafür, was Wendy tat. Dann traf sie auf das griechische Wort „douleia", was „der Frau dienen" bedeutet, und bezeichnete Wendy als „Doula".

Debra Pascali-Bonaro (Autorin, Filmemacherin, Doula und DONA-Trainerin) hat sich im Mai 2003 mit Wendy, der ersten Doula, getroffen und mir freundlicherweise ihren Bericht über dieses Treffen zur Verfügung gestellt:

Im Sommer nach ihrem dritten Jahr an der Universität sprach Dr. Klaus über ein neues Forschungsprojekt zum Thema Bonding zwischen Eltern und Babys, das er in Guatemala City starten wollte. Wendy freute sich, da sie die Sprache beherrschte und die Kultur bereits kannte.

Sie kam also ins Roosevelt Krankenhaus in Guatemala City, wo es über 50 Geburten pro Tag gab. Das Personal war ziemlich überlastet. Oft verbrachten 3 Frauen zugleich ihre Eröffnungswehen in einem Raum.

„Ich erinnere mich an die erste Geburt, bei der ich anwesend war: Die Haltung und Würde der indigenen Frau – sie war so von Liebe erfüllt. Ich kann mich noch an die Gerüche von Urin, Fruchtwasser und Stuhl erinnern, die alle zusammen die Luft erfüllten, als das Baby kam." John Kennell war auch dabei und wir waren beide gleichermaßen fasziniert.

„Ich erinnere mich, dass eine Frau sagte, sie müsse mal und dann gebar sie ihr Kind im Bett. Damals wusste ich gar nichts, ich lernte durch das Tun ..."

Auf die Frage, ob Wendy das Gefühl hatte, dass ihre Präsenz irgendetwas an den Geburten veränderte, antwortete sie: „Nicht im Sinne von Wehen oder Entbindung, aber im Sinne von emotionaler Erfahrung. Die Frauen standen durch meine Anwesenheit weniger unter Stress."

Nach ihrer Teilnahme an den Studien in Guatemala ging sie zurück an die UC Irving Universität, um ihr erstes Diplom zu machen und besuchte dann die Case Western Medical School, die ihr Vater schon besucht hatte, um ihre medizinische Ausbildung abzuschließen. Sie war Zimmerkollegin von Susan Kennell, der Tochter von Dr. John Kennell. Durch Susan und auch durch die Beziehung, die ihre Familie mit den Kennells und den Klaus' hatte, erfuhr sie später von den Doula-Studien.

Heute ist Wendy Freed Psychiaterin in Seattle, Washington. Als vor drei Jahren ihr Sohn Ari geboren wurde, war Penny Simkin, eine der Gründerinnen von DONA International (Doulas of North America), Wendys Doula.

Debra fragte Wendy, wie es sich anfühlte, jene Person zu sein, die das Doulawesen ins Rollen brachte. Frauen waren zwar immer schon und überall auf der Welt von anderen Frauen unterstützt worden; als jedoch im 20. Jahrhundert dieser Unterstützungskreis unterbrochen wurde, eröffnete Wendys Fürsorge und ihre

Umsorgung der Frauen in Guatemala den Weg zu zahlreichen Studien, die die Vorteile von durchgehender Begleitung während der Geburt dokumentierten. Durch diese Studien entstanden überall in der Welt Doula-Projekte und die Zahl der Doulas wächst beständig.

Sie lächelte, als sie erkannte, dass sie ihren Sommer mit Dr. Kennel und Dr. Klaus in Guatemala noch nie mit diesen Augen gesehen hatte. Für Debra, die selbst bereits seit 25 Jahren als Doula arbeitet, war es überwältigend zu sehen, wie Wendy nach und nach realisierte, welche Auswirkungen ihre authentische Fürsorge und ihre Umsorgung der Frauen während der Geburt seit 1974 gehabt hatten.

## Doula-Ausbildungszentren im deutschsprachigen Raum

In den letzten Jahren schrieben mich sehr viele Mütter an, berichteten mir von ganz unterschiedlichen Geburtserlebnissen und haben mir mitgeteilt, wie groß ihr Bedürfnis ist, andere Frauen zu bestärken, selbstbestimmt ihr Kind auf natürlichem Wege zu gebären. Sie schrieben, wie wichtig es für sie war, dass ihr Kind in eine liebevolle Atmosphäre geboren wurde, das Geburtserlebnis stressarm für Mutter und Kind gewesen sei. Oder aber, wie schrecklich allein gelassen und fremdbestimmt sie sich gefühlt hatten und jemanden gebraucht hätten, der sich nur ihnen und ihren Bedürfnissen widmet und sie ermutigt, tröstet und bestärkt, anstatt sie zu demütigen und ihnen einen Wehentropf und eine PDA zu verpassen, damit sie zu guter Letzt im Liegen auf dem Kreißbett „entbunden“ wurden, anstatt aktiv zu gebären. Diese Mütter mit all ihren unterschiedlichen Erfahrungen möchten Doulas werden, nehmen weite Wege auf sich und investieren viel Zeit und Geld, um die Ausbildung zur Doula-Begleitung während Schwangerschaft, Geburt und Wochenbett zu absolvieren.

Seit dem Frühjahr 2008 leite und organisiere ich in Kooperation mit DONA International die Doula-Ausbildung und freue mich sehr, dass ich Debra Pascali-Bonaro als Referentin gewinnen konnte. Debra war in den 1970er-Jahren Gründungsmitglied von DONA (Doulas of North America) und bildet nun weltweit Doulas aus. Ihr Dokumentarfilm „Orgasmic Birth“ fand seit 2009 international großen Anklang, sowohl bei (werdenden) Eltern als auch bei Fachpublikum. Des Weiteren konnte ich eine der ersten Hausgeburts-Hebammen der 1980er-Jahre in Karlsruhe, Elisabeth Braasch, als Referentin für die Ausbildung gewinnen, die den Teilnehmerinnen einen Einblick in die Welt der Hebammen gibt und sie dazu ermutigt, die Zusammenarbeit mit Hebammen in ihrer Umgebung zu suchen, um gemeinsam für eine sich positiv verändernde Geburtskultur zu arbeiten.

Hier finden Sie einen Überblick über das Angebot der deutschsprachigen Doula-Ausbildungszentren:

*In Deutschland*

Initiiert unter der Leitung von Melanie Schöne in Kooperation mit DONA International und Doulas in Deutschland e. V.

3 Ausbildungswochenenden (10 Kurstage)

Themen:

- DONA-Workshop mit Debra Pascali-Bonaro
- Ehrenkodex und Berufsbild (erstellt in Zusammenarbeit mit Doulas in Deutschland e. V.)
- Möglichkeiten, in Deutschland als Doula zu arbeiten
- Wie mache ich mich in meiner Umgebung als Doula bekannt? Logo, Visitenkarten, Flyer, Website, Anzeigen in Gemeindeblättern, lokalen Medien und Elternzeitungen, Werbung
- Vertrag mit Klientin, Honorarrechnung, Formulare, Versicherungen
- Workshop mit Elisabeth Braasch, Hebamme
- Die Kompetenz der Doula-Arbeit und ihre Grenzen
- Die Doula in der Schwangerschaft
- Die Doula während der Geburt; u. a. Unterstützung bei schwierigem Geburtsverlauf
- Die Doula nach der Geburt
- Kaiserschnitt: Workshop mit Kristina Wierzba-Bloedorn (Doula, Vorstandsmitglied Doulas in Deutschland e. V.)
- Die eigene Geburt
- Umgang mit Fehl- und Totgeburt

Info: www.meine-doula.de

Gesellschaft für Geburtsvorbereitung, Berlin

9 Ausbildungswochenenden (19 Unterrichtstage)

Themen u. a.:

- Wahrnehmung eigener Gefühle und Ängste im Hinblick auf die Geburt
- Wahrnehmung der Gefühle und Ängste der Schwangeren
- Körperliche und seelische Entwicklung des Kindes im Mutterleib
- Umgang mit Schmerz und Methoden der Schmerzlinderung
- Visualisieren
- Entspannungstechniken
- Physische und psychische Unterstützung der Frau/des Paares
- Väter im Kreißsaal
- Methoden der Reproduktionsmedizin
- Vorsorgeuntersuchungen und Pränataldiagnostik
- Tod am Lebensanfang
- Verantwortung und Grenzen der Geburtsbegleitung
- Organisation der Arbeit als Doula und Umgang mit Geld

Info: www.gfg-bv.de

*In Österreich*

5 Ausbildungswochenenden (13 Unterrichtstage)

- DONA International Workshop mit Debra Pascali-Bonaro
- Ein Wochenende mit Ina May Baskin (Autorin, u. a.: *Die selbstbestimmte Geburt*)
- Reflexion der eigenen Schwangerschafts- und Geburtserfahrungen
- Ethikcode und Berufsbild der Doula, Aufgaben und Grenzen der Doula-Geburtsbegleitung
- Grundlegendes Wissen zu den natürlichen Vorgängen rund um Schwangerschaft und Geburt
- Praktische Anleitung zur energetischen und physischen Unterstützung während der Geburt
- Kreatives Arbeiten mit Schwangeren (Gipsbauch, Nabelschnurschmuck, Körperabformung)
- Feste („Blessingways") feiern in Erwartung der Geburt oder zur Namensgebung
- Geburtslieder singen, die (Heil)kraft der eigenen Stimme erfahren
- Interkulturelle Kompetenz – kultursensibler Umgang mit Migrantinnen
- Kommunikation
- Spirituelle Geburtsbegleitung
- Geburtsfilme
- Burnout-Prophylaxe für Doulas
- Umgang mit Tod- und Fehlgeburten

Info: www.ekiz-graz.at

*In der Schweiz*

13 Kurstage

Ausbildungsinhalte:

- Physiologie von Schwangerschaft & Geburt
- Formen der Unterstützung während der Geburt
- Wochenbett & Stillen
- Abschied & Trauer
- Auftritt und Organisation als Doula
- Rituale & künstlerisches Gestalten rund um die Geburt
- Frausein & Weiblichkeit
- Möglichkeiten und Grenzen unserer Tätigkeit als Doula.

Info: www.doula.ch

## Für Fachleute

Globale Gedanken zur Geburtshilfe und dem Umgang mit Mutter und Kind hat sich die *Internationale MutterBaby Geburtsinitiative (IMBCI)* gemacht und folgende Punkte für eine optimale Mutter-Baby-Unterstützung festgelegt:

- Die Rechte der Mütter und Kinder sind Menschenrechte.
- Zugang zu humaner und wirksamer medizinischer Versorgung ist ein grundlegendes Menschenrecht.
- Mutter und Baby stellen während Schwangerschaft, Geburt und Säuglingszeit eine integrale Einheit dar (hiermit nun als „MutterBaby" bezeichnet) und sollten auch als solche behandelt werden, da die Behandlung der einen Person die Versorgung der zweiten auf besondere Weise beeinflusst.
- Schwangerenversorgung und Geburtshilfe sind essentielle Aspekte der medizinischen Versorgung und sollten ausfinanziert sein. Es sollte genügend Personal und Ausstattung vorhanden und für jede Frau frei zugänglich sein, unabhängig von Staatsbürgerschaft und sozialem Status.
- Respekt gegenüber jeder Frau und die Berücksichtigung ihrer Bedürfnisse sollte die Grundlage der gesamten Schwangerenversorgung und Geburtshilfe sein.
- Mütter während Schwangerschaft, Geburt und im Wochenbett bzw. die Neugeborenen sollten individualisiert versorgt werden. Die Bedürfnisse von MutterBaby sollten gegenüber den Bedürfnissen des medizinischen Personals, der Institutionen und der Pharmaindustrie Vorrang haben.
- Schwangerschaft, Geburt und Stillen sind normale und gesunde Prozesse, die in den meisten Fällen nur die Aufmerksamkeit und die Unterstützung des medizinischen Personals erfordern. Neueste Erkenntnisse beweisen die Sicherheit und die besseren Ergebnisse dieses Ansatzes.

- Frauen sollten umfassende, genaue und unparteiliche Informationen auf Basis der besten derzeit erhältlichen Erkenntnisse über Nachteile, Vorteile und Alternativen erhalten, damit sie eine Grundlage für die Findung von Entscheidungen über ihre Versorgung und die Versorgung ihres Babys haben.
- Geburtspraktiken beeinflussen MutterBaby körperlich und seelisch. Die Zuversicht einer Mutter, die Fähigkeit zu besitzen, ihr Baby auf die Welt zu bringen, zu umsorgen und zu stillen und dass ihr Baby wiederum die Fähigkeit besitzt, an der Brust zu trinken, kann vom medizinischen Personal und vom Umfeld während der Geburt gesteigert oder verringert werden.
- Jede einzelne Person des medizinischen Teams ist individuell für die Mutter, die Familie und die Gesellschaft verantwortlich und das Gesundheitssystem wiederum für die Qualität des medizinischen Services, den es bietet.
- Eine die Gesundheit förderliche Atmosphäre zu schaffen, der Mutter zuzuhören, sie in ihrem Selbstausdruck zu unterstützen und ihre Privatsphäre zu respektieren sind grundlegende Aspekte einer optimalen Versorgung rund um die Geburt.
- Hebammen, die in den meisten Ländern die Hauptperson in der Versorgung von Millionen von gebärenden Frauen sind, haben ein Modell der Versorgung entwickelt, das auf der normalen Physiologie, Soziologie und Psychologie von Schwangerschaft, Wehentätigkeit, Geburt und Wochenbett beruht. Die Internationale MutterBaby-Geburtsinitiative stützt sich auf das Hebammenversorgungsmodell und betont, dass das Wissen, die Fähigkeiten und das Verhalten der Hebammen für die optimale Versorgung von MutterBaby essentiell sind.
- Kontinuität in der Versorgung und Sensibilität gegenüber kulturellen, religiösen und individuellen Glaubenssätzen und Werten der Mutter reduzieren das Risiko eines psychologischen Traumas und steigern das Vertrauen der Mutter in das medizinische Personal, in ihre Geburtserfahrung und ihre Bereitschaft, die Versorgung anzunehmen und Versorgung auch in Zukunft in Anspruch zu nehmen.

- Wenn es kulturell gesehen angemessen ist, kann die Anwesenheit des Vaters während der Geburt positive Auswirkungen auf die Familie, sein Vatersein und seinen Respekt für die Mutter haben.
- Viele Frauen können außerhalb des Krankenhauses in Sanatorien, Geburtszentren und zu Hause sicher gebären, wenn qualifizierte Versorgung verfügbar ist und effiziente Überweisungen möglich sind. Frauen, einschließlich jener mit vorausgegangenen Kaiserschnittgeburten, Steißlagegeburten und Zwillingen sollten genauestens über die Vor- und Nachteile einer vaginalen Geburt und eines Kaiserschnitts in den verschiedensten Umgebungen und mit den unterschiedlichsten medizinischen Fachkräften informiert werden.
- Alle Dienstleistungen rund um die Geburt sollten im Einklang mit dem Internationalen Kodex für die Vermarktung von Muttermilchersatzprodukten stehen.
- Obwohl Notfallmedizin lebensnotwendig ist, ist sie nicht die einzige Möglichkeit, um die Erkrankungs- und Sterblichkeitsrate von Müttern und Säuglingen zu reduzieren. Diese Probleme müssen durch geeignete Maßnahmen auch an ihrer Wurzel in Angriff genommen werden, um Krankheiten vorzubeugen, Wohlbefinden zu fördern und Frauen zu stärken.

Seit vielen Jahren gibt es die Empfehlungen der WHO (Weltgesundheitsorganisation) zur Geburt – nur teilweise werden diese in der Praxis umgesetzt.

### 16 Empfehlungen der Weltgesundheitsorganisation[6]

Prinzipiell gehen diese Empfehlungen davon aus,

- dass jede Frau ein grundlegendes Recht auf eine umfassende Betreuung in der Schwangerschaft hat;
- dass sie bei allen Aspekten dieser Betreuung im Mittelpunkt steht und an der Planung, Durchführung und Beurteilung der Vorsorgemaßnahmen teilnimmt;
- dass neben der medizinischen Vorsorge soziale, emotionale und psychische Faktoren entscheidend sind für eine umfassende Betreuung in der Schwangerschaft.

1. Die gesamte Öffentlichkeit sollte über die verschiedenen Verfahren der Geburtshilfe informiert sein, damit es jeder Frau möglich ist, die für sie richtige Art und Weise der Geburtshilfe zu finden.
2. Die Ausbildung der Hebammen und aller Berufsgruppen, die die Frau und das Kind rund um die Geburt betreuen, muss gefördert werden. Die Betreuung während einer normalen Schwangerschaft, bei der Geburt und im Wochenbett gehört zum Aufgabenbereich der Hebammen und der angrenzenden Berufe.
3. Alle Krankenhäuser sollten den schwangeren Frauen Informationen über die von ihnen praktizierte Geburtshilfe (z. B. die Höhe ihrer Kaiserschnittrate) frei zugänglich machen.

---

6 Diese Empfehlungen sind Teil des im April 1985 veröffentlichten Berichtes „Appropriate Technology for Birth" der Weltgesundheitsorganisation.

4. Es gibt keinerlei Rechtfertigung für eine Kaiserschnittrate über 10 bis 15%.
5. Einmal Kaiserschnitt muss nicht für alle folgenden Geburten auch Kaiserschnitt bedeuten. Nach einer solchen Operation, bei der die Gebärmutter an einer tief liegenden Stelle geöffnet wurde, kann eine vaginale Entbindung angestrebt werden, wenn im Notfall schnell ein Eingriff durchgeführt werden kann.
6. Es gibt keine Beweise dafür, dass routinemäßige elektronische Dauerüberwachung der kindlichen Herztöne einen positiven Einfluss auf den Ausgang der Geburt hat.
7. Für eine Rasur der Schamhaare oder einen Einlauf vor der Geburt besteht kein Anlass.
8. Während der Wehentätigkeit sollten schwangere Frauen nicht auf dem Rücken liegen. Sie sollten angeregt werden, während der Wehen herumzulaufen und sich frei zu entscheiden, in welcher Position sie gebären möchten.
9. Routinemäßige Dammschnitte sind nicht zu rechtfertigen.
10. Geburtseinleitungen sollten nicht aus Bequemlichkeit stattfinden. Verabreichung von Wehenmitteln sollte nur nach strenger medizinischer Indikation erfolgen.
11. Schmerzstillende und betäubende Medikamente sollten nicht routinemäßig, sondern nur zur Behandlung oder Verhütung einer Geburtskomplikation eingesetzt werden.
12. Für eine frühzeitige Eröffnung der Fruchtblase als Routineeingriff gibt es keine wissenschaftliche Begründung.
13. Das gesunde Neugeborene gehört zu seiner Mutter, wenn es der Zustand von beiden erlaubt. Die Beobachtung des Kindes rechtfertigt nicht die Trennung von der Mutter.
14. Nach der Geburt sollte der Mutter möglichst bald Gelegenheit zum Stillen gegeben werden.
15. Geburtshilfliche Einrichtungen, die mit dem Einsatz von Technik kritisch umgehen und emotionale, psychische und soziale

Aspekte in den Vordergrund stellen, sollten bekannt gemacht werden. Diese Projekte sollten gefördert werden, um als Modelle für andere geburtshilfliche Einrichtungen zu dienen und die Einstellung zur Geburtshilfe in der Öffentlichkeit zu verändern.

16. Regierungen sollten über die Schaffung von Bestimmungen nachdenken, die den Einsatz neuer Geburtstechnologien nur nach angemessener Prüfung erlauben.

# Literaturtipps und nützliche Internetadressen

## Literaturliste wichtiger Ratgeber für Schwangerschaft, Geburt und Wochenbett


Albrecht-Engel, I., *In Wellen zur Welt.* Midena Verlag 1997.

Aldort, N., *Von der Erziehung zur Einfühlung.* Arbor-Verlag 2008.

Baader, B., *Geburt, die Wiederentdeckung des weiblichen Weges.* AT Verlag 2005.

Balaskas, J., *Väter begleiten die aktive Geburt.* Kösel Verlag 1994.

Bettinger/Kößler: *„Vatergefühle – Männer zwischen Rührung, Rückzug und Glück."* Kreuzverlag 2000.

Bloemeke, V., *Es war eine schwere Geburt.* Kösel Verlag 2003.

Bloemeke, V., *Alles rund ums Wochenbett.* Kösel Verlag 1999.

Böning, V., Wüsthof, A., Früh geboren: Leben zwischen Hoffnung und Technik. Urban&Fischer 2004.

Brisch, K. H., *Die Anfänge der Eltern-Kind-Beziehung.* Klett-Cotta-Verlag 2008.

Davis, E., *Im Kreis des Lebens.* Aurun-Verlag 2005.

de Jong, Th. v. M., *Kaiserschnitt.* Kösel Verlag 2003.

Dunham, C., *Mamatoto-Geheimnis Geburt.* Vgs Verlag 1992.

Eirich, M., Oblasser, C., *Luxus Privatgeburt: Stolze Mütter über die Kunst des Gebärens in den eigenen vier Wänden.* edition riedenburg 2009.

Enning, C., *Erlebnis Wassergeburt.* Vgs Verlag 2003.

Fleck, C., *Du hast kaum gelebt.* Kreuz-Verlag 2006.

Gaskin, I. M., *Die selbstbestimmte Geburt.* Kösel Verlag 2004.

Gaskin, I. M., *Spirituelle Hebammen.* Hugendubel 1996.

Griscom, Ch., *Meergeboren.* Goldmann Verlag 1990.

Haarmann, C., *Unten rum – Die Scham ist nicht vorbei.* Droemer/Knaur 2008.

Horni-Dereani, P., *Geboren im Schutz der großen Göttin – Weiberkraft für Schwangerschaft, Geburt und Wochenbett.* Nlg Verlag 2008.

Kelm-Kahl, I., *Hausgeburt, besser für Mutter und Kind.* Rowohlt 2000.

Kennell, K., Marshall, K., *Doula – Neue Wege der Geburtsbegleitung.* Mosaik Verlag 1995.

Kennell, K., Marshall, K., *Das Wunder der ersten Lebenswochen.* Goldmann Verlag 2003.

Kitchenham-Pac, S., *Beckenboden-Training: Erspüren, entspannen …* Trias 2001.

Kitzinger, Sh., *Geburt – Der natürliche Weg.* Dorling Kindersley 2003.

Lang, C., *Bonding: Bindung fördern in der Geburtshilfe.* Urban & Fischer Verlag 2009.

Largo, R. H., *Babyjahre.* Piper Verlag 1995.

Leboyer, F., *Geburt ohne Gewalt.* Kösel Verlag, 1995.

Leboyer, F., *Sanfte Hände: Die traditionelle Kunst der indischen Baby-Massage.* Kösel Verlag 1999.

Lenzen, K., *Tief im Herzen und fest an der Hand.* Books on Demand 2008.

Liedloff, J., *Auf der Suche nach dem verlorenen Glück.* Beck Verlag 2009.

Lothrop, H., *Gute Hoffnung – Jähes Ende.* Kösel Verlag 1998.

Lothrop, H., *Das Stillbuch.* Kösel Verlag 2009.

Marcovich, M., de Jong, T., *Frühgeborene. Zu klein zum Leben?* Kösel Verlag 2008.

Mongan, F., *Hypnobirthing.* Mankau Verlag 2010.

Northrup, Chr., *Frauenkörper, Frauenweisheit.* Goldmann Verlag 2010.

Oblasser, C., *Der Kaisereschnitt hat kein Gesicht.* edition riedenburg 2008.

Odent, M., *Geburt und Stillen.* C.H. Beck Verlag 2006.

Odent, M., *Im Einklang mit der Natur.* Mabuse Verlag 2010.

Odent, M., *Es ist nicht egal, wie wir geboren werden.* Walter-Verlag 2005.

Reddemann, L., *Trauma: Folgen erkennen, überwinden und an ihnen wachsen.* Trias Verlag 2007.

Sailer, K., *Schwangerschaft - Mythos und Wirklichkeit.* Aurun Verlag 2005.

Schlundt, Th., *Alles Wunderkinder. Geschichten einer Hebamme.* Aufbau Tb 2005.

Schmid, V., *Der Geburtsschmerz: Bedeutung und natürliche Methoden der Schmerzlinderung.* Hippokrates 2005.

Sichtermann, B., *Leben mit einem Neugeborenen.* Fischer 2010.

Stadelmann, I., *Die Hebammensprechstunde.* Stadelmann Verlag 2005.

Stadelmann, I., *Aromatherapie von der Schwangerschaft bis zur Stillzeit.* Stadelmann Verlag 2005.

Voss, J., *Das Schwarzmond-Tabu.* Kreuz-Verlag 2006.

Weigert, V., *Bekommen wir ein gesundes Baby?* Kösel Verlag 2006.

Weigert, V., *Stillen.* Kösel Verlag 2011.

Zart, B., *Gelassen durch die Kinderwunschzeit: Loslassen lernen und empfangen.* Ariston Verlag 2006.

## Hebammen:

Bund Deutscher Hebammen e. V.
www.hebammenverband.de

Bund freiberuflicher Hebammen Deutschlands e. V.
www.bfhd.de

## Doulas:

www.doulas-in-deutschland.de

www.doula-info.de

www.doula.ch

www.doula.at

## Geburtshäuser:

www.geburtshaus.de

www.rund-ums-baby.de/geburtshaeuser.htm (nach PLZ sortiert)

## Stillberaterinnen:

www.bdl-stillen.de

www.lalecheliga.de

www.afs-stillen.de

www.stillen.de

## Babyfreundliche Geburtskliniken:

http://eltern.babyfreundlich.org/kliniksuche.html

## Kaiserschnitt:

www.bauchgeburt.de

www.kaiserschnitt-netzwerk.de

www.kaiserschnittbuch.de/forum/index.html

## Fehl- und Totgeburt:

Initiative REGENBOGEN „Glücklose Schwangerschaft“ e. V.
www.initiative-regenbogen.de

TABEA e. V.
Beratungsstelle für Trauerbegleitung, Trauergruppen, Rückbildungskurse, Begräbnisanlage für fehl- und stillgeborene Babys und gestorbene Kleinkinder
www.tabea-ev.de

Bundesverband verwaiste Eltern in Deutschland e. V. – Hilfe für trauernde Familien
www.veid.de

Wochenendseminar für Frauen nach Fehl- oder Totgeburt
www.nataliemackel.de/content.php?page=fehlgeburt

Land der Sternenkinder
www.land-der-sternenkinder.de

## Hilfestellen rund um Schwangerschaft, Geburt und Wochenbett:

AG Gestose Frauen: Schwangerschafts-Gestose
www.gestose-frauen.de

BIG e. V. Bundesinteressengemeinschaft Geburtshilfegeschädigter e. V.
www.big-ev.de

Arbeitskreis DOWN-Syndrom e. V.
www.down-syndrom.de

Wunschkind e. V. SHG für den Bereich „ungewollte Kinderlosigkeit"
www. wunschkind.de

Endometriose-Vereinigung Deutschland e. V.
Seite der Endometriose-Vereinigung mit Adressen von spez. Selbsthilfegruppen
www.endometriose-vereinigung.de

Verein für Eltern chromosomal geschädigter Kinder e. V.
www.leona-ev.de

Arbeitsgemeinschaft Spina bifida und Hydrocephalus e. V.
www.asbh.de

Elternkreis Frühgeborene und kranke Neugeborene Mannheim e. V.
www.fruehchen.de

Kindernetzwerk e. V.
Vielfältige Informationen gerade auch zum Thema Fehlbildungen/Erkrankungen
www.kindernetzwerk.de

## Allgemeine Internetadressen:

Informationsnetzwerk für zukünftige und werdende Eltern
und junge Familien von Fachleuten
www.geburtskanal.de

## Tragen:

www.stillen-und-tragen.de

www.tragemaus.de

## Private Seiten:

www.heike-brueggemann.de
zum Thema „Trauer nach Fehl- und Totgeburt“

http://www.anencephalie-info.org
zum Thema Anenzephalie

http://www.tjalf-tjerk.de
zum Thema Hydrocephalus

http://www.geburtspool.de
zum Thema Wassergeburt

http://www.privatgeburt.de
offenes Forum für alle werdenden Mütter mit vielfältigen Informationen und Austausch über alle Themen rund um Schwangerschaft, Geburt, Stillen und Muttersein

## Medizinische Organisationen / Selbsthilfegruppen / Portale:

www.gyn.de/gynforum/
Gynforum: interessante gynäkologische Links

www.selbsthilfe-forum.de
Das komplette Selbsthilfe-Forum

www.gesundheit-psychologie.de/selbsthilfe
Gesundheit & Psychologie: Die Website von Gesundheit & Psychologie im Internet befasst sich mit der Auflistung von nach Themenbereichen sortierten Selbsthilfegruppen

www.medizin-auskunft.de
Medizin-Auskunft

Hamburg KISS
KISS Hamburg: KISS informiert, vermittelt und berät an Selbsthilfegruppen interessierte Menschen in Hamburg

NAKOS Selbsthilfe: Großes Selbsthilfegruppenangebot

# Quellen

## Studien:

THE COCHRANE PREGNANCY and CHILDBIRTH DATABASE (issue 1995-1)

Enkin, M., Keirse, M., Neilson, J., Crowther, C., Duley, L., Hodnett, E., Hofmeyr, J. (2000): *A Guide to Effective Care in Preganancy and Childbirth.* 3rd Edition. Oxford University Press.

Hodnett, E.D., Gates, S., Hofmeyr, G.J., Sakala, C. (2003): *Continuous support for women during childbirth* (Cochrane Review). In: The Cochrane Library, Issue 3. Oxford.

Braun B. *Schriftenreihe zur Gesundheitsanalyse.* Band 43 GEK-Edition Geburten und Geburtshilfe in Deutschland, 2006.

## Weitere:

Silvia Skolik, Hebamme, schrieb in ihrem Artikel über die Hebammenarbeit: Januar 2001 (Geburtskanal)

*Die 3Rs in der Geburtsvorbereitung: Relaxation, Rhythm und Ritual* (Lockerung, Rhythmus und Ritual) von Penny Simkin

Kennell, J., Klaus, M.: *Mutter-Kind-Bindung. Über die Folgen einer frühen Trennung.* Kösel Verlag, München 1983.

Staube: *Stillen und Muttermilchnahrung.* Bundesministerium für Gesundheit (Hrsg.).

# Danke

In allererster Linie danke ich meinen Kindern Julia und Jarno für die wunderschönen erlebnisreichen Erfahrungen als Mutter, die sie mir schenken, und ich danke ihnen für ihre Geduld, wenn sie während des Schreibens am Buch auf meine Aufmerksamkeit warten mussten. Dank gilt auch Leyla, ohne die ich ihre Mutter (Koautorin Dunja Herrmann) nicht kennengelernt hätte.

Außerdem möchte ich meinem Mann und bestem Freund Michael danken, ohne dessen Unterstützung es mir nicht möglich wäre, meine Berufung als Doula auszuüben, und der mir die Kraft und den Mut gab, andere Mütter darin auszubilden.

Danken möchte ich allen Menschen, die mich in der Arbeit an diesem Buch unterstützt haben und die an das Buchprojekt geglaubt und ihren Teil zum großen Ganzen beigetragen haben. Besonders danken für ihre fachliche Unterstützung möchte ich Debra Pascali-Bonaro und Jaqueline Eddaoudi.

# Literatur aus dem Arbor Verlag

Naomi Aldort

**Von der Erziehung zur Einfühlung**

Wie Eltern und Kinder gemeinsam wachsen können

Liebe, emotionale Sicherheit und Selbstbestimmtheit sind die größten Geschenke, die wir unseren Kindern mit auf den Weg geben können. Doch oft gelingt uns das nicht. Zwar sind wir es leid, ständig zu schimpfen, Konsequenzen anzudrohen oder sonstwie Druck auszuüben, doch alle Welt scheint davon überzeugt zu sein, dass es eben leider nicht anders geht.
Naomi Aldort belehrt uns eines Besseren. Sie zeigt uns, wie wir den alltäglichen Erziehungskampf beenden, die Waffen niederlegen und dennoch dafür sorgen können, dass unsere Kinder gedeihen und zu einem verantwortungsvollen Menschen heranwachsen.
Doch hier erwartet Sie keine neue Anleitung, wie man Kinder auf möglichst angenehme und einfache Art und Weise steuern kann. Es geht um mehr, es geht um's Ganze – es geht um eine andere Art mit Kindern zu leben.
Im Mittelpunkt dieses Ansatzes steht ein wirkliches Verständnis für das Kind, das ihm erlaubt, selbst sein Bestes zu geben. Und zwar nicht, weil es Strafe fürchtet oder gefallen möchte, sondern aus seinem eigenen freien Willen heraus. Weil es sich verstanden fühlt und frei entfalten darf. Nicht Kontrolle ist das Ziel von Erziehung, sondern wahre Kooperation.
*Von der Erziehung zur Einfühlung* ruft uns ins Bewusstsein, dass wir unseren Kindern und unserem natürlichen Instinkt, sie bedingungslos zu lieben, wirklich vertrauen können. Zudem enthält das Buch zahlreiche praktische Beispiele und konkrete Vorschläge, wie man das Konzept der Kontrolle hinter sich lassen und Authentizität an deren Stelle treten lassen kann.

ISBN 978-3-936855-64-7

Myla & Jon Kabat-Zinn

**Mit Kindern wachsen**

Die Praxis der Achtsamkeit in der Familie

In diesem richtungsweisenden Buch zeigen Myla und Jon Kabat-Zinn, daß das Leben mit Kindern ein eigener Weg von ungeahnter Tiefe und Erfüllung sein kann. Die behandelten Themen sind sehr vielfältig und reichen von grundsätzlichen Überlegungen bis hin zu vielen praktischen Beispielen und konkreten Hinweisen für ein harmonisches Leben mit Kindern. Das Buch kann Eltern schon während der Schwangerschaft eine wertvolle Hilfe sein, begleitet sie durch die Höhen und Tiefen der ersten Jahre, gibt wertvolle Hinweise, wie Kinder, die in die Schule gehen, unterstützt werden können, und zeigt, daß es selbst dann nicht zu spät sein muß, neue Wege zu gehen, wenn die Kinder erwachsen sind.

*Endlich ein emotional intelligenter Ratgeber für Eltern! Myla und Jon Kabat-Zinn bieten uns einen zutiefst kraftvollen und weisen Weg zur Kultivierung einer nährenden und achtsamen Atmosphäre in der Familie.*

Daniel Goleman

*Die innere Arbeit der Achtsamkeit in der Familie ist eine tiefe spirituelle Praxis und „Mit Kindern wachsen" ist ein außerordentlich wertvolles Buch, das alle Eltern inspirieren und unterstützen wird.*

Thich Nhat Hanh

*In jeder Hinsicht ein zutiefst notwendiges und wichtiges Buch. Dieses Buch zu lesen kann Ihr Leben verändern – ich kann es nur wärmstens empfehlen.*

Marian Wright Edelman (Vorsitzende des Kinderschutzbundes USA)

Myla Kabat-Zinn arbeitete vor allem im Bereich Geburtsvorbereitung und als Geburtsbegleiterin. Viele Jahre lang war sie Vizedirektorin von Birth Day, einer Organisation zur Unterstützung von natürlichen Geburten. Jon Kabat-Zinn ist Gründer und ehemaliger Direktor der Stress Reduction Clinic, Professor für Medizin an der Universität in Worcester, Massachusetts, sowie ehemaliger Direktor des Zentrums für Achtsamkeit in Medizin, Gesundheitsvorsorge und Gesellschaft. Er ist international bekannt für seine Arbeit, Achtsamkeitspraxis in die medizinische Betreuung zu integrieren. Die Kabat-Zinns sind Eltern von drei Kindern.

ISBN 3-936855-48-7

Cassandra Vieten

**Ressourcen für Mütter**

Praktische Hilfen für die Zeit der Schwangerschaft und das erste Jahr mit ihrem Baby

Auch inmitten der größten Stürme der Mutterschaft können wir zu innerer Ruhe und Zufriedenheit finden.
Trotz starker Rückenschmerzen, nach zahllosen schlaflosen Nächten oder sogar im Angesicht der nahenden Geburt ist es möglich, unseren Geist zu beruhigen, mit Stress und schwierigen Stimmungen umzugehen und offen für die schönen Augenblicke und tiefen Freuden zu sein, die das Muttersein mit sich bringt.
Tiefe Gefühle, ein weites Herz und das starke Verlangen für dieses kleine Wesen da zu sein - all das begleitet diese Zeit der Veränderung. Mache ich alles richtig? Werden wir mit unserem Baby die Geburt gut überstehen? Entwickelt sich mein Kind so wie es sein soll? Kann ich überhaupt eine gute Mutter sein?
Schwanger sein, ein Kind zur Welt bringen und Mutter sein ist eine der größten Herausforderungen des Lebens. Achtsamkeit ist eine gute Methode den Fragen und dem Gefühlschaos mit Ausgeglichenheit und Selbstliebe zu begegnen und zeigt uns, wie wir unserem Baby offenen Auges und offenen Herzens begegnen können.

Cassandra Vieten, familienerprobte Mutter und Psychologin, bringt uns mit Humor und Mitgefühl und anhand alltagsnaher Übungen und wirkungsvoller Tipps immer wieder zu uns selbst und unserem Baby zurück. Denn um eine gute Mutter zu sein, müssen wir keine andere werden - wir sind gut, so, wie wir sind.

ISBN 978-3-86781-030-2

Susan Kaiser Greenland

**Wache Kinder**

Wie wir unseren Kindern helfen, mit Stress umzugehen und Glück, Freude und Mitgefühl zu erleben

Einzigartige und effektive Praktiken für den Alltag, die den Einfallsreichtum, das Konzentrationsvermögen und die Belastbarkeit von Kindern und Jugendlichen beleben.
Ein Gegenmittel zur rechten Zeit – gegen die hyperaktive Kultur der supervernetzten Turbokids, die abgekoppelt von sich selbst und anderen durch eine seelenlose Welt treiben. Jede Mutter und jeder Vater sollte „Wache Kinder" lesen, das praktische Strategien vermittelt, wie man Jungen und Mädchen beibringt, mit Stress umzugehen und ihre Aufmerksamkeit auf das zu richten, worauf es wirklich ankommt.
Anhand wahrhaft packender Beispiele lädt Susan Kaiser Greenland uns ein, unser Leben zu öffnen – hinein in den Erfahrungsraum der Achtsamkeit, als einem gesundheitsfördernden, Stress reduzierenden und Mitgefühl erzeugenden Weg.

*„Eine grandioses und vor Einfallsreichtum berstendes Destillat der Essenz der Achtsamkeit – in einer altersgerechten, weisen und spielerischen Form zugänglich gemacht für Kinder, Eltern und Lehrer."*

Jon Kabat-Zinn

*„Eines der besten Bücher über Achsamkeit für Kinder, das ich jemals gelesen habe."*

Jack Kornfield

*„Susan Kaiser Greenland ist die Nummer eins. Sie bringt kleinen Kindern nicht nur bei, wie sie ihre Aufmerksamkeit effektiver fokussieren können – das Geheimnis, wie sie ihr eigenes Gehirn steuern können; sie bringt Kindern bei, wie sie weise werden, lange bevor die meisten Kinder überhaupt den Wert der Weisheit verstehen. Dies ist ein äußerst wichtiges Buch; alle Eltern, die sich darum bemühen, gute, verantwortungsvolle Kinder großzuziehen, müssen es lesen."*

Jeffrey Schwartz

*„Oft fragen Eltern mich um Rat, wie sie mit ihren Kindern achtsam sein können. Von nun an werde ich sie an dieses ungemein hilfreiche Buch verweisen, das gefüllt ist mit klaren Erkenntnissen über Kinder sowie mit Informationen dazu, wie man sie sanft und geschickt unterrichtet."*

Sharon Salzberg

ISBN 978-3-86781-047-0

## Der Verein Mit Kindern wachsen e.V.

Der Verein Mit Kindern wachsen e.V. besteht mittlerweile seit mehr als zwanzig Jahren. Unsere Aktivitäten richten sich an Menschen, die mit Kindern neue Wege gehen wollen – Wege, die ein Kind von Anfang an als fühlendes Subjekt respektieren, seine Integrität bewahren und es ihm erlauben wollen, sich nach seinem eigenen inneren Gesetz zu entfalten.
Dabei haben sich in den letzten Jahren folgende Schwerpunkte herausgebildet:

## Die Zeitschrift Mit Kindern wachsen

Unsere Zeitschrift erscheint vierteljährlich. Zusätzlich bringen wir in unregelmäßigen Abständen themenbezogene Sonderhefte heraus, wie z.B. unser Kennenlernheft oder unser Special zum Thema Geburt, Säuglinge und Kleinkinder. Gegen Zusendung von Euro 5,- (CHF 10,-) schicken wir Ihnen gerne ein Probeheft.

## Seminare und Fortbildungen

Über diese Aktivitäten hinaus organisieren wir Fortbildungen, Seminare und Vorträge mit verschiedenen Referenten, die unserer Arbeit nahe stehen, wie z.B. mit Anna Tardos, Polly Elam, Myla & Jon Kabat-Zinn, Prof. Remo Largo, Jesper Juul, Katharina Martin, Lienhard Valentin und anderen.

Weitere Informationen über uns, unsere Zeitschrift und unsere Arbeit finden Sie im Internet unter www.mit-kindern-wachsen.de oder bei Mit Kindern wachsen e.V., Vereinsbüro Freiburg, Zechenweg 4, 79111 Freiburg, Tel. +49.(0)761.47 99 540, Fax +49.(0)761.47 99 541, info@mit-kindern-wachsen.de

**http://www.mit-kindern-wachsen.de**